基层医疗卫生信息系统的建设与管理

许　丹　编著

主审　张健

编委

许　丹（湖南省卫计委信息统计中心）
董有方（湖南省卫计委信息统计中心）
陈敏莲（湖南省儿童医院）
李　军（湖南省卫计委信息统计中心）
雷永贵（湖南省卫计委信息统计中心）
易兴娥（湖南省卫计委）
胡　凌（湖南省卫计委）
苏　力（长沙市芙蓉区卫生局）
夏　宇（长沙市长沙县卫生局）
李克勤（湖南省儿童医院）
易　力（湖南省卫计委信息统计中心）
胡　娜（湖南省卫计委信息统计中心）
陈志明（湖南省卫计委信息统计中心）
谭立详（万达信息股份有限公司）
蔡　斌（湖南凯歌医疗信息技术有限公司）
潘　航（湖南长信畅中科技股份有限公司）
蒋海雄（上海融达信息科技有限公司）
宁继奎（东软集团股份有限公司）
刘东阳（深圳市网通兴技术发展有限公司）
刘　骞（上海金仕达卫宁软件股份有限公司）
廖清华（湖南凯歌医疗信息技术有限公司）
凌　志（金蝶软件（中国）有限公司）
许德俊（万达信息股份有限公司）
彭俊达（万达信息股份有限公司）
张　柯（上海金仕达卫宁软件股份有限公司）
王　琼（湖南长信畅中科技股份有限公司）
刘　荣（中南大学信息科学与工程学院）

世界图书出版公司
广州·上海·西安·北京

图书在版编目（CIP）数据

基层医疗卫生信息系统的建设与管理 / 许丹编著
. -- 广州 : 世界图书出版广东有限公司 , 2025.1重印
ISBN 978-7-5100-9446-0

Ⅰ . ①基… Ⅱ . ①许… Ⅲ . ①医疗卫生服务 – 管理信息系统 – 系统管理 Ⅳ . ① R197.324

中国版本图书馆 CIP 数据核字 (2015) 第 046014 号

基层医疗卫生信息系统的建设与管理

策划编辑：王梦洁　李　平
责任编辑：曾跃香
封面设计：彭　琳
出版发行：世界图书出版广东有限公司
地　　址：广州市新港西路大江冲 25 号
电　　话：020-84459702
印　　刷：悦读天下（山东）印务有限公司
规　　格：787mm × 1092mm　1/16
印　　张：13
字　　数：180 千字
版　　次：2015 年 5 月第 1 版　2025 年 1 月第 2 次印刷
ISBN　978-7-5100-9446-0/R · 0270
定　　价：68.00 元

丛书前言

卫生计生信息化是一种发展迅猛、影响深远的技术。它不仅正在促进医改政策的落地、推动卫生和人口事业健康可持续发展，而且更重要的是，它正在重组人口和卫生服务要素，重塑卫生服务业态，改变全民健康面貌。信息技术的普及应用是提升服务水平、创新服务模式、健全管理工作机制的重要手段，对于促进人人享有基本医疗服务目标的实现具有重要的战略意义和现实意义。

然而，在举国上下实现卫生信息化管理的同时，由于认识和相关知识的差距，导致执行者在开展信息化建设过程中遇到诸多困惑和困难，针对卫生信息系统建设和管理中存在的问题，我们特组织相关专家编写“卫生计生信息系统研究”丛书，包括《基层医疗卫生信息系统的建设与管理》、《妇幼保健信息系统的建设与管理》、《新型农村合作医疗信息系统的建设与管理》、《血液综合管理信息系统的建设与管理》、《突发事件公共卫生应急指挥系统的建设与管理》、《卫生监督信息系统的建设与管理》、《省级疾病控制云平台的建设与管理》、《医院信息系统的建设与管理》、《医院信息安全的建设与管理》、《人口健康信息平台建设与管理》、《计划生育信息系统建设与管理》等。

丛书全面地介绍了卫生计生信息化建设与管理的前沿信息，旨在给卫生计生信息化使用者、管理者提供更多、更新、更快的信息，加快实现医疗卫生服务、运营管理、运筹决策的方便、快捷、准确、共享，从而以信息化推进医疗服务、公共卫生服务、卫生计生管理的科学化、标准化、规范化。

本书编写过程中得到了湖南省卫生计生委有关领导和专家的大力支持和指导，在此，谨表谢忱。同时，本书的编写参阅了大量的国内外文献，但在参考文献中没有一一注明，谨向文献的作者、编者表示深深的歉意和感谢。

本书编写时间仓促，编者水平有限，书中可能存在纰漏，敬请专家和读者赐教。

编 者

序

推进基层医药卫生体制综合改革是国家新医改中的一项重要内容，是重新构建基层医药卫生体制机制的重大创新实践。这项改革将基本医疗保障、基本药物制度、基层医疗卫生服务体系和基本公共卫生服务均等化等改革任务有机衔接，在基层首先构建基本医疗卫生制度，并作为公共产品向人民群众提供，对于逐步实现人人享有基本医疗卫生服务具有重要意义。

为适应基层新医改政策的要求，各地基层卫生管理机构都在不断探索新的基层医疗卫生信息化解决方案，建设以满足城乡居民的基本卫生服务需求为目的，满足城乡居民健康档案管理、基本医疗服务、基本公共卫生服务、基层卫生管理、健康信息服务以及医疗卫生服务协同要求的基层医疗卫生信息系统，以追求持续的改进和发展。

实践证明，基层医疗卫生信息系统从群众对卫生服务的需求和基层医疗卫生机构实际情况出发，以居民健康档案管理为基础，支持基本药物的使用，提供公共卫生、基本医疗等信息服务，支撑基层卫生综合管理、绩效考核，实现与新农合、医保等系统的有效衔接，对提升基层医疗卫生机构规范化服务质量和水平，促进基层机构管理向科学化、规范化、专业化、信息化发展，促进人口健康区域信息平台建设，构建系统安全、标准统一、管理规范、资源共享的基层医疗卫生信息化服务体系有着十分重要的作用。

2010 年国家启动“中央转移支付中西部地区村卫生室信息化建设”项目，各地先后开展基层医疗卫生信息化建设并已取得初步成效。但由于基层网络基础薄弱，业务涉及面广，基层人员信息化操作水平不高，使得信息系统在应用与管理过程中还存在种种问题和难点。

《基层医疗卫生信息系统的建设与管理》一书，结合作者多年基层信息化建设经验，着眼于系统建设与实施，对系统功能进行归纳和阐述，对系统的应用与管理过程进行介绍，并配有详实的范本及样例，作为工作成果的累积供读者参考，具有可行性和实用性。该书分为概述、系统架构、公共卫生服务管理功能设计、基本医疗服务管理功能设计、卫生综合管理功能设计、信息系统的项目管理等六个章节，希望各位读者能从中获益。

张 健

（湖南省卫生和计划生育委员会主任）

目 录

第一章
概述

基层医疗卫生机构指社区卫生服务中心和社区卫生服务站、乡镇卫生院和村卫生室。基层医疗卫生信息系统是利用计算机软硬件技术、网络通信技术等现代化手段，对基层医疗卫生服务过程中产生的数据进行采集、存贮、处理、提取、传输、汇总和分析，对基层医疗卫生机构的业务工作和管理工作提供全面的、自动化管理的信息系统。系统通过信息共享、互联互通以整合医疗卫生资源，提高基层医疗卫生服务质量和效率，提升卫生管理效率和决策水平，满足城乡居民的基本医疗卫生服务需求。系统包括公共卫生服务信息管理、基本医疗服务信息管理和基层医疗卫生信息的综合管理等内容。

第一节　基层医疗卫生信息系统建设的意义

建设基层医疗卫生信息系统，加强基层医疗卫生机构信息化，是深化基层医药卫生体制改革的一项重要内容，是医改“保基本、强基层、建机制”的重要技术支撑。

建设基层医疗卫生信息系统是巩固完善国家基本药物制度的必然要求。建立国家基本药物制度是一项重大制度创新，涉及药品生产、流通、采购、配备、使用、补偿、监管等多个环节。要以信息化手段，加强对基本药物配备使用的规范和监测管理，确保基本药物安全有效、价格合理、方便可及。

同时，基本药物制度带来了基层医疗卫生机构人事、分配、补偿、激励机制等体制机制综合改革。

建设基层医疗卫生信息系统是规范基层服务能力的关键手段。依托信息系统，通过标准化的流程设置、规范化的电子处方和病历模板，以及诊疗规范、临床路径、诊疗导航、知识库辅助和远程医疗等，规范诊疗行为，促进合理用药，提高基层医疗卫生服务质量和水平。通过公共卫生服务与基本医疗服务信息联动，建立与临床信息互通共享、动态连续的电子健康档案，增强健康管理能力。借助信息系统实时生成的记录和统计分析数据，及时、客观地对机构、医务人员进行绩效考核，推动科学管理、完善激励机制、转变基层医疗卫生服务模式。

建设基层医疗卫生信息系统是构建区域医疗卫生信息化的重要基础。基层医疗卫生机构是我国医疗服务体系的网底，是城乡居民健康的“守门人”，是居民健康档案的初始建立地，是信息数据的源头。建设基层医疗卫生信息系统，保障真实可靠的一线数据来源，为互联互通、资源共享、分工协作、统一高效的区域医疗卫生信息化建设奠定基础。

一、基层医疗卫生信息系统的国家政策需要

2010年卫生部办公厅印发《2010年中西部地区村卫生室信息化建设项目管理方案的通知》（卫办综函［2010］1043号），通知指出，项目的目标是：开发与整合村卫生室信息化软件，实现与乡镇卫生院以及县级卫生行政部门、新农合经办机构、医疗机构和公共卫生机构的互联互通，实现新农合即时结算以及基本医疗卫生服务、国家基本公共卫生服务的信息共享。同年下发《卫生部办公厅关于印发2010年中西部地区村卫生室信息化建设项目技术方案的通知》（卫办综函［2011］103号），通知要求：建立县级村卫生室管理信息系统数据中心，统一开发村卫生室管理信息系统，满足村卫生室基本诊疗服务、公共卫生管理、新型农村合作医疗门诊统筹管理、基本药物管理、工作量统计与绩效考核、乡村医生培训、支持健康档案动态更新等多位一体业务需要，通过村卫生室与乡镇卫生院、县级医疗卫生机构间信息互联互通和共享，提高村卫

生室业务应用信息化水平和综合管理能力。

2012 年 4 月国务院办公厅印发《深化医药卫生体制改革 2012 年主要工作安排的通知》（国办发［2012］20 号），文件要求："加快推进基层医疗卫生机构信息化建设，建立涵盖基本药物供应使用、居民健康管理、基本医疗服务、绩效考核等基本功能的基层医疗卫生信息系统，统一技术信息标准，实现与基本医保等信息互联互通，提高基层医疗卫生服务规范化水平（发展改革委、卫生部、人力资源社会保障部负责）。"

二、基层医疗卫生信息系统的用户需要

（一）基层医疗卫生信息系统的五大类用户及关注点

1. 居民个人：主要关注的是如何能获得可及的、优质的医疗卫生服务；获取连续的卫生健康信息、全程的医疗健康管理等。

2. 基层医疗卫生服务机构：主要关注的是如何满足居民的健康需求，更好地提供基本医疗与公共卫生等基本服务。

3. 专业卫生服务机构：主要关注的是如何指导基层医疗卫生服务机构开展疾病控制、基本医疗、公共卫生、应急响应、健康教育等服务，如何保证服务质量、提高服务效率等。收集基层医疗卫生服务机构的业务信息，对基层医疗卫生服务机构的工作进行监管评估。

4. 卫生行政管理机构：主要关注的是如何强化绩效考核、提高监督管理能力、及时处理突发公共卫生事件、化解疾病风险、提高区域资源共享水平等。

5. 其他相关机构：主要指上级医疗机构，医疗保障、公安、民政、银行等相关机构。主要关注的是如何与基层医疗卫生信息系统进行数据交换和信息共享。

（二）基层医疗卫生信息系统的用户需要分析

1. 居民个人的需要

随着经济的发展，城乡居民迫切需要享受更高品质的医疗卫生服务，及时获取有效的医药保健信息，提高生活质量。这种需求主要体现在以下几个方面：

（1）可及的卫生服务。通过基层医疗卫生信息系统，基层医疗机构提供服务提示、告知、咨询、转诊、转检、慢性病跟踪随访、健康教育等服务，使居

民就医更方便。建立健康档案，实现健康信息共享，改变城乡居民的就医观念，逐步实现“平时少得病、看病更方便、得病有保障、看病少花钱”和“小病在社区，大病在医院”，有效缓解“看病难”的状况。

（2）优质的卫生服务。居民在进行诊疗时，可以授权就诊医生查阅自己的健康档案及诊疗信息，从而使就诊医生更好地为自己服务，并可以通过既往的健康资料进行连续的健康管理，通过治疗安全警示、药物过敏警示等有效减少医疗事故，并可对不必要的检验 / 检查进行提示，逐步缓解“看病贵”的问题。

（3）连续的健康服务。按照统一的信息标准，收集整理各卫生机构的健康信息，建立贯穿居民整个生命周期的健康档案，居民可以查询自己的健康资料。使用统一的标识在各医疗机构中进行就诊，享受便捷的、全方位的疾病诊治、医疗咨询、健康教育、医疗保健等健康服务。引导居民进行自我医疗管理、制定自我疾病防范及进行健康档案信息的自我维护。

2. 基层医疗卫生服务机构的需要

（1）社区卫生服务机构。社区全科医生在进行社区卫生服务时可以调阅到辖区居民的所有诊疗信息（急诊、门诊、住院、健康服务等信息）及健康档案信息。社区医生可以将公共卫生各业务条线（疾病控制、卫生监督、妇幼保健、精神卫生）需要的数据通过平台上传到数据中心，并且获得数据中心下发的数据，完成相应社区服务，避免数据重复录入。

（2）乡镇卫生院。为居民建立基础健康档案，提供基本医疗和基本公共卫生服务，如门急诊、常见病的住院治疗、妇幼保健、计划生育、免疫接种、慢病管理、老年保健、康复、健康教育等基本医疗、预防保健服务。

（3）村卫生室。村卫生室承担行政村的公共卫生服务及一般疾病的诊治等工作，包括采集居民电子健康档案基本信息、健康体检信息，办理就诊费用网上报销申请、初步审核和即时结算，完成居民常见病的基本诊疗。对儿童、妇女、老年人等重点人群进行诊疗和健康管理，对高血压、糖尿病、精神病等慢性病和传染病的定期随访，开展定期的体检，建档并记录就诊、随访和会诊等信息。

3. 专业卫生服务机构的需要

（1）疾病预防控制机构。疾病预防控制机构需要及时获取基层医疗卫生服务机构的传染病个案信息，智能分析出区域群体疫情状况，需要对传染病、慢病、精神病等疾病进行实时监控和预警报告。需要对基层医疗卫生服务机构的工作情况进行监管和评估。

（2）妇幼保健机构。妇幼保健各业务工作量大，需建立与基层医疗卫生机构和卫生行政部门的横向网络体系，完成妇幼保健信息与基层信息系统数据的共享与交换，使妇幼保健业务与医疗业务做到数据一处录入、多处利用，实现妇幼保健行政管理与业务的全面整合。需要对基层医疗卫生服务机构开展的妇幼保健工作情况进行监管和评估。

（3）健康教育机构。需要获得更全面、更准确的疾病分布情况和居民对健康教育的需求信息，有针对性地进行健康教育计划，发布健康教育知识，举办健康教育活动，评价健康教育效果，进行健康知识测试等一系列健康教育活动，提升全区域的健康认识水平。

（4）卫生监督机构。逐步建立起管理相对人档案，通过管理对象档案实现不同机构、不同业务间的信息共享，通过管理对象档案和居民健康档案关联，卫生监督机构通过系统形成对辖区内医疗机构公共场所、饮用水卫生、职业卫生、放射卫生、学校卫生等管理相对人的实时动态监管；形成集信息收集、加工、存储、检索、分析、研究、传输为一体的卫生监督综合信息网络体系。

（5）公共卫生应急指挥机构。卫生部门需要在卫生数据中心、数据共享与交换平台以及医疗卫生各专业业务网络系统的基础之上，建设和完善突发公共卫生事件监测信息体系。综合运用计算机技术、网络技术和通讯技术，构建覆盖全区域的疾病预防控制机构、医疗卫生机构、社区卫生服务中心和卫生行政部门的高效、快速、通畅的网络信息系统。

4. 卫生行政管理机构的需要

卫生行政管理机构需要获取宏观的区域内全民诊疗信息、预防保健信息、公共卫生等信息，利用基层医疗卫生信息系统采集到的海量数据，可以为业务、管理提供有效的决策支持；可以通过基层医疗卫生信息系统全面掌握区域内医疗卫生服务体系、救助体系、保障体系等方面的详细资讯，为制定区域内公共卫生政策提供准确依据；利用基层医疗卫生信息系统对区域内各种医疗卫生数据进行采集，归并与挖掘分析，提供业务监督与决策支持。

5. 其他相关机构的需要

（1）上级医院的医生需要调阅到就医对象的历次诊疗信息，及当前患者相关家属的健康信息，查询个人健康档案与患者在其他医院的就诊资料；调阅当前患者的检查报告、医学影像、检验单、检查报告等。

（2）医保保障部门需要获取保障对象的就医信息，获取基层医疗卫生服务机构的费用信息，完成医保支付，制订有关医疗保障政策，对基层医疗卫生服务机构的医疗行为进行监管。

（3）药监部门需要获取基层医疗卫生服务机构药品采购、配送、使用等相关数据，进行全过程实时在线监控，以及对不良药物事件的监测，提供用药分析服务等。

（4）社会保险部门通过三级卫生信息平台，掌握了大量健康数据，对这些数据进行统计分析，可了解医疗整体面貌，进一步辅助和推动医保 / 新农合业务的开展，并完成审核监督、定点医疗机构布点、医保政策制定或更新等辅助管理。

（5）民政部门需要获取女性人群的婚姻信息，并将划定年龄段的已婚女性作为孕产妇保健预备管理对象。可从民政系统获取残疾人群信息，在健康档案的建设中，为该类人群建立残障专项档案、提供残疾康复管理。

（6）公安部门需要获取出生人口信息、户口迁入人口信息、死亡人口信息等，触发新增人群（出生、户口迁入）的健康档案建档工作。可从公安系统获取户口迁出的人口信息，触发户口迁出人群所对应的健康档案的封存和转档。

（7）商业保险公司需要获得更全面、更准确的健康档案，为居民提供更加丰富更加便捷的健康服务。

（8）银行需要获取居民健康卡制卡的个人基本信息，并可借助社区及乡镇相关人员完成健康卡的发放。

三、基层医疗卫生信息系统的业务需要

1. 医疗服务需要

（1）提高医疗服务质量的需要。通过健康档案医生可以全面掌握和了解患者过去就医及其健康状况，为医生诊疗提供更多的决策所需要的基础信息，能较大程度地提高医疗服务质量。

（2）保障医疗安全的需要。通过系统中预先设置的规则对病历质量、处方质量进行实时评价和提示，对诊疗缺陷、检查检验危急值进行实时预警预告，保障医疗安全。

（3）节省患者支出，缓解群众看病贵的需要。通过计算机网络技术，为每个人建立健康档案，实现针对个体化的健康管理，形成居民个人的健康状态资料，以及诊断治疗的重要记录，使各级各类医疗卫生服务机构的医生都能随时获取患者病史资料，避免了重复医学检查，既提高了效率，也节省了患者支出。

（4）有效、合理利用医疗资源的需要。基层医疗卫生服务机构与大中型医院开展多种形式的联合与合作，建立远程医疗、分级医疗和双向转诊制度，促进大中型医院与基层医疗卫生服务机构之间形成业务联动、优势互补、疾病诊治连续化管理的机制，最终实现“小病在基层，大病进医院，康复回基层”的就医格局。实现各类医疗机构之间信息共享、提高质量、降低费用的目的，实现区域医疗资源的合理利用。

2. 公共卫生服务需要

（1）开展基本公共卫生服务业务的需要。基层医疗卫生服务机构以全科医师为骨干，以服务健康为中心，以家庭为单位，以需求为导向，以妇女、儿童、老年人、慢性病人、残疾人等人群为重点，融预防、保健、医疗、健康教育、计划生育技术指导以及常见病、多发病、诊断明确的慢性病治疗和康复服务为主要内容的公共卫生服务都需要信息系统作为支撑。

（2）开展健康干预跟踪服务的需要。通过基层医疗卫生信息系统实现区域内健康档案信息共享、联动，实现医疗机构间的双向转诊、委托 / 受托检验和

医学影像检查、图像和报告传递，实现个人医疗卫生保健服务的跟踪。探索区域内居民在不同医疗机构间从孕产期保健到婴儿出生、儿童保健、终老的健康跟踪服务，利用手机短信预约服务等提供便捷和人性化的服务，可以有效提升健康干预服务质量。

（3）疾病预防与控制管理需要。健康档案记录了居民健康状况的发展变化情况以及所接受的各项卫生服务记录的总和，以居民健康档案采集的信息为依据，开展质量控制和管理，能够更好地了解和掌握辖区内居民的基本健康状况及其变化和趋势，有效开展医疗、预防、保健、康复、健康教育和计划生育技术指导等服务，开展重点人群、重点疾病的防治管理工作。

（4）突发公共卫生事件处理的需要。突发公共卫生事件是指突然发生，造成或者可能造成社会公众健康严重损害的重大传染病疫情、群体性不明原因疾病、重大食物和职业中毒以及其他严重影响公众健康的事件。通过适时查阅居民健康档案，能更好地把握抢救病人的“黄金时间”，为预防暴发大规模的疾病提供理论依据与信息支持。

（5）卫生监督管理需要。全面实现传统工作模式到信息化管理模式的转变，变静态卫生监管为动态卫生监管，提高卫生监督效率，规范卫生监督业务和执法行为，提高卫生监督信息化水平。进一步方便居民与管理相对人，使百姓享受到高效、安全、公平与可及的现代公共卫生服务。

3. 综合管理需要

（1）加强机构综合管理需求。信息系统可以满足对基层医疗卫生机构在人员、业务、药械、财务、资产等方面的一体化管理需要。信息系统通过静态、动态、图形表现等多种形式为管理者提供科学、准确、快速、直观的分析数据、图表等，实现对于业务运营的精细化管理，对医疗、公卫服务质量的实时监测，对个人和团体绩效考核进行科学、准确的评估。

（2）卫生资金管理制度的需要。在信息系统的业务明细数据支撑下，以基层医疗机构服务人员的业务工作数量（包括基本医疗服务和公共卫生服务和双向转诊服务）、服务质量和服务满意度的综合考评结果为依据，可确定机构可分配资金总量。各机构按照团队的工作绩效考核结果，可确定团队可分配额，实现公共卫生资金的合理分配。

（3）实现跨业务跨部门的数据共享利用的需求。由于目前卫生信息化建设各自为政，缺乏统一规范，各医疗卫生机构之间的网络物理上不联通，业务标准、数据标准不一致，数据无法交换共享，形成了各单位、各条线的信息孤岛。基层医疗卫生信息系统的建设，将有效避免各部门对基础与业务信息的重复采集与存储，减少人力、物力与财力的重复投资，实现医政、公卫、财务、药政信息的共享，提升数据的一致性与唯一性，实现数据的标准化采集和信息共享。

四、基层医疗卫生信息系统的技术需要

1. 运行环境

基层医疗卫生信息系统需要在多个层次、多个领域内实现信息互联互通和信息共享，包括基层医疗卫生服务机构内部基本医疗与公共卫生信息的互联互通和信息共享，既往信息与当前信息的互联互通和信息共享，基层医疗卫生服务机构与行政管理部门的互联互通和信息共享，基层医疗卫生服务机构与相关部门的互联互通和信息共享，基于以上需求，需要稳定、可靠和有效的运行环境保证业务系统的运行。

2. 唯一个人标识

实现个人信息的互联互通和信息共享需要建立唯一的个人标识，在当前居民身份证、健康卡、社保卡等多卡并存的情况下需要实现“一卡通”或“多卡通”。要建立有唯一个人标识的居民电子健康档案，实现居民电子健康档案、电子病历和业务数据的管理和共享、医疗卫生业务协同、居民公众服务信息整合。

3. 隐私保护与安全

敏感数据和能定位到个人的数据（如身份证号、家庭住址、手机号码等）均需保护，系统数据不能被非法窃取、篡改和删除。

4. 数据备份

系统需有数据备份的功能，包括本地备份和异地备份。支持完全备份和增量备份；支持开放格式文件备份；有管理数据备份的功能，能实现备份情况的

查询统计；提供数据恢复应急预案。

5. 系统稳定

基层医疗卫生信息系统的使用对象分布地域广、应用水平不一致，系统需要有较强的容错和纠错功能。

第二节　基层医疗卫生信息系统建设的目标与要求

一、基层医疗卫生信息系统的建设目标

1. 总体目标

建成一个系统安全、运行通畅、标准统一、应用全面、管理规范、资源共享的县、乡、村三级卫生信息化网络体系，基本实现医疗服务数字化、公卫管理网络化、信息服务智能化、安全保障一体化的战略目标，开创全人全程终身式的健康服务新模式和现代化的医疗卫生协作管理新模式，推动和支持城乡一体化医疗卫生体制改革。

2. 具体目标

（1）建设涵盖城乡居民健康档案动态管理、基本医疗服务、公共卫生服务、基本药物管理、医保业务管理、绩效考核和综合管理等基本功能的基层医疗卫生机构信息系统，实现基层医疗卫生机构在线处理医疗卫生服务业务，建成动态互联的居民电子健康档案，并与卫生、医保、物价和医改监测等系统有效衔接，以信息化支持推动基层医疗卫生综合改革，提高基层医疗卫生机构的规范化服务水平。

（2）基层医疗卫生机构的公共卫生服务、基本医疗服务和综合信息管理是人口健康信息化的基础工程，是推动医疗卫生信息化与区域人口健康信息平台的基础，实现基层医疗卫生机构的信息集中统一，通过区域人口健康信息平台与医院、疾病预防控制中心、妇幼保健机构等实现互联互通是基层医疗卫生信息系统建设的目标与要求。

（3）优化系统技术架构与管理模式，夯实整个医疗卫生服务体系的基础，充分实现资源共享与整合，探索适合基层医疗卫生机构的信息化运营的长效模式。

二、基层医疗卫生信息系统的建设要求

1. 系统设计须严格执行国家有关软件工程的标准，保证系统质量，提供完整、准确、详细的建设文档资料，设计应用须符合国际、国家、医疗卫生行业有关标准、规范。

2. 必须采用目前主流的 J2EE 等开发平台下的 B/S 多层架构，各子系统须在一个统一的软件架构平台上实现。

3. 应用系统能够方便地在 Internet/Intranet 上部署，系统客户端全部支持纯浏览器模式。应用系统的全部功能必须集成在统一的用户界面上无缝操作，用户转换不同子系统的操作功能时无须作系统间的切换。

4. 实现数据的“一次采集、多方应用”，确保数据的统一性、权威性与安全性。

5. 系统设计要全面、科学、合理，具有良好的可扩展性，允许扩充新的功能模块，以适应发展的要求，避免随着应用规模（数据量、用户数等）的不断增长，导致系统响应变慢、性能下降而无法有效扩展的问题。确保数据、结构和业务流程具有可调整性、可扩展性、可升级性和可延续性。

6. 系统用户界面友好，风格一致，操作简便，确保具有不同计算机应用水平的人员均能够快速掌握和操作系统，并提供针对界面的联机操作帮助系统。

7. 各类数据详尽，能充分满足使用单位的需求，能方便灵活生成报表，报表之间稽核关系明确。

8. 具有完整的权限控制机制，系统保密措施严密。依据信息访问权限，向用户提供授权查询，有效避免越权使用，同时系统应具有对内容管理系统上敏感信息的保护措施，以免被不当利用。

9. 全程提供数据修改痕迹保留功能，提供完善的操作日志与错误日志，操作日志要求记录所有的基础数据、基本字典、参数、授权的维护与修改操作，

以及系统中所有关键操作及不成功的操作。

10. 由多家公司进行研发时应做到：（1）统一用户身份验证：要求不同分系统使用统一的登录界面和唯一的用户身份验证服务器，从而保证大系统的安全性和可维护性。（2）统一操作特性：大系统中所集成的不同子系统和软件应保持一致的操作界面、操作特性。（3）统一系统时钟：整个系统中涉及日期和时间的读写以统一的服务器系统时钟为标准，保证事件记录和处理的时间一致性。（4）统一编码规则：系统中不同模块协作时需要使用统一的编码规则，有相应国家或卫生部颁布的标准须严格遵照执行，暂无统一标准的应制定统一编码规则。

综上所述，我们需要建立一个面向基层医疗卫生机构的基础业务平台，在这个平台上建立聚合基本医疗服务、基本公共卫生服务、综合管理的信息系统。这个系统的数据可与区域人口健康信息平台连接，实现基于健康档案的基层医疗卫生机构信息化的目标。

第三节　基层医疗卫生信息系统的建设原则

一、顶层设计、统筹规划

以省或市为单位顶层设计，统一制定项目实施方案和技术方案，各项目地区遵照全省统一标准，结合本地实际，组织实施本项目的各项建设工作。

二、统一标准、互联互通

系统建设须严格执行卫计委相关标准，统筹部门结合本地实际制定本项目的相关信息标准和补充规定，实现项目地区内各业务系统的互联互通、资源共享。

三、整合资源、避免浪费

应充分利用、整合已有的硬件和软件资源，尽量避免重复建设和投资浪费。对于各项目地区已建或在建的软硬件，如符合本项目建设规范标准，或经升级改造能达到本项目建设规范标准的，可继续保留应用。

四、以人为本、服务主导

基层医疗信息化建设要以人为本，要满足市民对于健康信息管理的需要，通过数据共享和有效利用，实现基层卫生信息资源的整合，以服务社会和人民群众。

五、强化安全、保障运行

保持软硬件建设同步，强化安全建设，确保数据存储安全、系统运行稳定、数据交换可靠，保护居民的隐私和个人权益。保证系统后续运行维护经费，确保信息系统健康运行。

六、应用为主，经济实效

基层医疗卫生信息化建设必须坚持经济实效原则，注重实际应用的效果，注重投入产出的效益，不盲目追求技术超前，防止大起大落，力图以较少的投入，产出适宜的效果。

第二章

基层医疗卫生信息系统架构

第一节 总体架构

一、系统设计原则

基层医疗卫生信息系统设计应充分利用现有资源，符合国家卫生信息化建设的总体要求，在满足当前应用的同时能满足今后的发展需要，遵循安全、稳定、可靠、实用、共享、高效等原则。

1. 先进性：系统设计思想及采用的技术应与国际信息技术的发展趋势相适应。

2. 科学性：系统的建立不仅仅是用电脑替代手工操作，而是要科学地对传统的管理模式进行改革。

3. 系统性：全面考虑基层医疗卫生机构、各级管理部门和业务部门的工作需要，系统功能设计完整。

4. 标准性：系统设计及提供的信息服务等须严格遵守国内外有关标准和技术规范。

5. 实用性：系统应始终与用户的实际需求紧密相连，能够最大限度地满足实际工作要求。

6. 经济性：在满足业务需求的前提下，尽量提高性能价格比。

7. 安全性：符合国家《信息安全等级保护管理办法》及相关文件要求，

采用的设备符合国家有关安全标准，具有严密的安全保护措施，保证数据的完整和安全，保护公众隐私。

8. 可靠性：系统稳定、可靠、安全的运行，具备抗干扰能力，有效规避来自系统内、外部的不良影响。

9. 简便易操作：应用界面友好，操作简便快捷，易于学习掌握。

10. 适应性：系统应具有灵活的应变性和适应性，能适应国家政策变化后软件功能的调整等。

11. 信息共享：对信息资源可考虑有条件、分层次共享，使信息既得到充分、有效的利用，又符合内部信息的保密要求。

12. 扩展性：在系统设计时，要充分考虑到将来的扩充需要。可根据业务需求挂接第三方软件（如 LIS、PACS）或及时扩充功能化模块。

二、数据管理要求

依据国家人口健康信息管理办法要求，基层医疗卫生信息系统遵循“一数一源、最少够用”的原则采集人口健康信息，遵循“统筹规划、统一标准，属地管理、责权一致、保障安全、便民高效”的原则。

基层医疗卫生机构是数据管理的责任单位，根据业务应用和管理要求负责数据采集，并保证服务和管理对象在本单位信息系统中身份标识的唯一性，基本数据项的一致性，所采集的信息应当严格实行信息复核程序，应避免重复采集、多头采集。

基层医疗卫生机构根据国家有关规定和要求向居民和管理机构提供相关数据、加工处理后数据以及统计汇总数据，同时负责数据的保存、保护，负责这些数据的安全保障。

接受基层医疗卫生机构数据的单位，必须按照国家有关规定和要求使用数据，并对获取的数据、加工处理后数据以及统计汇总数据进行保存、保护，负责这些数据的安全保障。

基层医疗卫生机构数据的管理单位须按照国家有关规定和要求对数据、加工处理后的数据以及统计汇总数据进行保存、保护，负责这些数据的安全和备份管理。

三、总体架构设计

在区域人口健康信息化建设模式下，基层医疗卫生信息系统与区域人口健康信息平台以及其他业务信息系统公用一个区域专网（如图 2-1），遵循共同的标准规范和安全规范，基层卫生信息系统不仅通过区域人口健康信息平台实现与 HIS、疾病控制、妇幼保健、新农合、卫生监督等其他业务信息系统的数据交互和业务协同，实现健康档案的信息整合；也通过平台实现与银行、公安、民政、医保等外部系统的数据交换、资源共享。

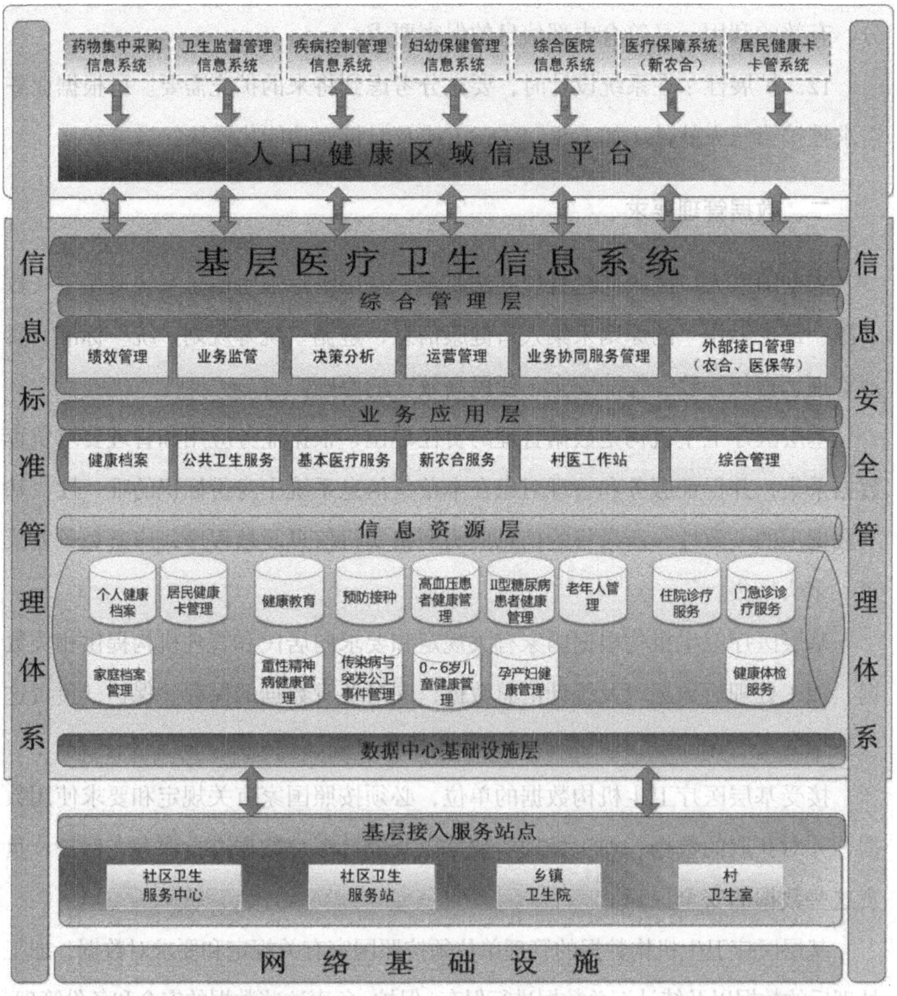

图 2-1 基于人口健康区域信息平台的基层医疗卫生信息系统总体架构图

第二节 技术架构设计

基层医疗卫生信息系统技术架构如图 2-2 所示，主要包括：基础设施层、信息资源层、公共服务层、应用层以及标准规范和信息安全体系。各层面由相关技术元素组成，这些技术元素为基层医疗卫生信息系统的信息采集、存储、处理、交换、利用以及业务流程整合等功能提供技术支撑。

基础设施层是指支撑基层医疗卫生信息系统的硬件、网络、系统软件等基础性软硬件平台，是基层医疗卫生信息系统运行的基础环境。

信息资源层主要是实现基层医疗卫生信息系统的数据存储，需要解决数据存储的结构、模型、内容、数据库管理软件的选型等。

公共服务层主要包括注册、整合、存储、管理和调阅服务等，实现区域内各基层医疗卫生机构之间的数据交互和业务系统，支撑基层医疗卫生业务应用的开展。

业务应用层主要用于支持社区卫生服务中心、社区卫生服务站、乡镇卫生院、村卫生室的各项基本医疗和基本公共卫生服务业务开展，实现基层医疗服务信息、基层公共卫生服务信息和基层医疗卫生机构运营管理信息的共享和协同应用，并对外部系统提供数据交换服务，包括与人口健康区域信息平台的数据交换等。其中业务应用包括:基本医疗服务、健康档案管理、妇女健康管理、儿童健康管理、老年人健康管理、疾病控制管理、卫生协管等；综合管理应用主要包括医疗卫生业务协同,并向卫生行政主管部门提供业务监测、绩效管理、信息发布、决策分析等综合应用。

标准规范体系是基层医疗卫生信息系统中必须遵循和管理的数据标准，是系统运行和应用的数据基础。包括：数据标准、业务标准、技术标准和管理标准建设。

安全保障体系是从物理安全到应用安全保障整个系统的正常运营，包括访问控制、认证管理、安全审计、物理隔离等内容。

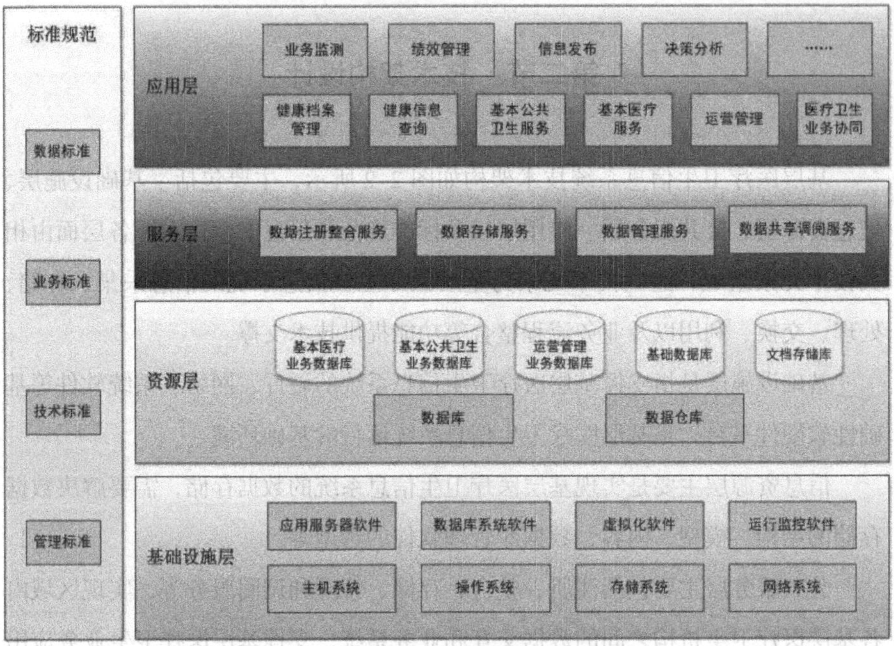

图 2-2 基层医疗卫生信息系统技术架构图

第三节 系统部署模式

系统部署模式可分为集中模式、分级模式和混合模式。

1. 集中模式：集中模式是指通过在省或市数据中心集中部署应用、统一配置数据库，实现对各级用户的集中服务。在集中部署模式下，通过存储服务、集群服务、负载均衡等技术手段，保证在大量用户访问情况下系统的可用性和稳定性。集中模式依据应用系统的覆盖范围，包括：省级集中部署应用模式、市级集中部署应用模式等。

2. 分级模式：分级模式遵循统一规划、分级部署、属地管理原则，可分别在省、市二级或省、市、县三级部署应用和数据库，借助于网络与应用协议，完成信息数据交换。在遵循统一的卫生信息标准和技术规范的基础上，区域内采用分级模式保留独立的数据中心，上级区域实时 / 定期采集下级区域的数据进行业务办理和监管。级间信息交换可以采用消息中间件、数据交换、Web

Service、邮件或文件、同步程序等多种方式。

3. 混合模式：混合模式是指基层医疗卫生信息系统的部署既存在集中模式又存在分级模式。在这种模式下，以省、市集中模式为基础，对有条件的县（市、区），应用与数据库可以由市数据中心下移至县数据中心。混合模式可以采用的部署方式包括：省级汇总、市、县分级模式或省、市两级集中、区县分级模式等。

第四节 基础设施设计

一、数据中心设计

数据中心主要包括硬件网络层、数据中心层、业务服务层、数据交换层四个层次，还包括贯穿四个层次的标准规范和安全保障两大体系。

硬件网络层是指支撑卫生信息平台的硬件设备和网络设备，是卫生信息平台的基础设施。数据中心层主要是实现卫生信息平台的数据存储，需要解决数据存储的结构、模型、内容、数据库管理软件的选型等。业务服务层是基于数据交换层根据数据结构设计各种业务服务组件来完成平台数据的采集、存储与共享。数据交换层是直接与外部系统进行沟通的技术层。标准规范体系是卫生信息平台中必须遵循和管理的数据标准，是平台运行和应用的数据基础。安全保障体系从物理安全到应用安全两方面保障整个平台的正常运营。

1. 市级数据中心建议配置清单（见表 2-1）

表 2-1 市级数据中心建议配置清单

序号	设备及软件名称	主要性能要求	数量
（一）基础设施			
1	机房改造	机房建筑装修	1
2	不间断电源	市场成熟产品	1 组
3	门禁系统	市场成熟产品	1 套
4	供配电系统	市场成熟产品	1 组
5	消防报警系统	市场成熟产品	1
6	精密空调	市场成熟产品	1 组

（续表）

序号	设备及软件名称	主要性能要求	数量
（二）服务器设备参考配置			
1	接入和WEB服务器(门户、数据交换)	每台至少2颗处理器；8GB DDR3；3块128GB以上SAS；RAID5；多于4块网卡；冗余电源	根据业务部署情况
2	应用服务器	每台（组）多颗处理器；32GB DDR3或以上；多块15000转128GB以上的热插拔SAS硬盘；RAID5；1000Mb网卡多张；4Gb FC HBA卡多张；冗余电源	根据业务部署情况 可选择PC服务器、刀片或小机
3	数据库服务器	每台（组）多颗处理器；64GB DDR3或以上；多块15000转128GB以上的热插拔SAS硬盘；RAID5；1000Mb网卡多张；4Gb FC HBA卡多张；冗余电源	根据业务部署情况 可选择小机、刀片、PC服务器
4	磁盘阵列	至少4个4Gb或以上FC主机接口；至少2个控制器；30TB存储容量，支持FC硬盘和SATA等类型硬盘；4GB缓存，支持链路冗余、快照、容灾功能等	根据业务部署情况
5	光纤交换机	至少16端口SAN交换机、8个4Gb以上端口 Fibre Cable LC/LC 5m multimode；支持堆叠功能	根据业务部署情况
6	虚拟磁带库	支持FC接口，30TB备份容量，8GB缓存	根据业务部署情况
7	存储备份管理服务器	至少2颗处理器；4GB内存，2块146GB硬盘，RAID1；DVD光驱，双千兆网卡	根据业务部署情况
8	存储备份管理软件	实现数据备份和存储功能自动化，支持各种平台和存储设备，集中对存储进行管理操作	根据业务部署情况
9	机柜和KVM	42U，19英寸标准机柜 17英寸液晶显示器四合一KVM	根据业务部署情况
（三）网络及安全设备参考配置			
1	核心交换机	每台插槽数≥6个，背板容量≥1Tbps，至少48个千兆电口，支持万兆接口板；冗余电源	根据业务部署情况
2	汇聚交换机	背板容量≥384Gbps，至少24个千兆电口；冗余电源	根据业务部署情况
3	接入交换机	背板容量≥384Gbps，至少24个千兆电口；冗余电源	根据业务部署情况

（续表）

序号	设备及软件名称	主要性能要求	数量
4	负载均衡设备	1U 机架式，支持七层负载均衡算法，背板带宽≥ 30Gb/S	根据业务部署情况
5	防火墙	至少 4 个千兆光口或电口，端口应支持 10M/100M/1000M 自适应能力；吞吐量≥ 8Gbps；并发连接数≥ 200 万	根据业务部署情况
6	千兆防火墙	大于 2 个 10/100/1000BASE–T 端口；大于 4 个 GBIC 接口；基本接口不少于 5 个，可以适应非常复杂的网络环境；吞吐量大于 1000M/ 入侵防御模块	根据业务部署情况
（四）系统软件参考配置			
1	操作系统	主流操作系统	根据业务部署情况
2	应用中间件	要求支持各种主流操作系统平台；含数据库中间件等	根据业务部署情况
3	数据库管理系统	企业级大型数据库管理系统 支持 100 用户及以上，支持集群模式	根据业务部署情况
4	虚拟化软件	支持服务器虚拟化应用服务功能；平台具有高可用和容错机制	根据业务部署情况

2. 县级数据中心建议配置清单（见表 2–2）

表 2–2 县级数据中心建议配置清单

序号	设备及软件名称	主要性能要求	数量
（一）基础设施			
1	机房改造	机房建筑装修	1
2	不间断电源	市场成熟产品	1 组
3	门禁系统	市场成熟产品	1 套
4	供配电系统	市场成熟产品	1 组
5	消防报警系统	市场成熟产品	1
6	精密空调	市场成熟产品	1 组
（二）服务器设备参考配置			
1	接入（数据交换）	每台至少 2 颗处理器；8GB DDR3；3 块 128GB 以上 SAS；RAID5；多于 4 块网卡；冗余电源	根据业务部署情况

（续表）

序号	设备及软件名称	主要性能要求	数量
2	应用服务器	每台（组）多颗处理器；16GB DDR3或以上；多块15000转128GB以上的热插拔SAS硬盘；RAID5；1000Mb网卡多张；冗余电源	根据业务部署情况 可选择PC服务器、刀片
3	数据库服务器	每台（组）多颗处理器；16GB DDR3或以上；多块15000转128GB以上的热插拔SAS硬盘；RAID5；1000Mb网卡多张；冗余电源	根据业务部署情况 可选择刀片、PC服务器
4	IP SAN	大于5TB存储容量，可扩容到20TB，大于4个千兆主机接口，双控制器	根据业务部署情况
5	机柜和KVM	42U，19英寸标准机柜 17英寸液晶显示器四合一KVM	根据业务部署情况
（三）网络及安全设备参考配置			
1	汇聚交换机	背板容量≥384Gbps，至少24个千兆电口；冗余电源	根据业务部署情况
2	接入交换机	背板容量≥384Gbps，至少24个千兆电口；冗余电源	根据业务部署情况
3	防火墙	大于2个10/100/1000BASE-T端口；大于4个GBIC接口；基本接口不少于5个，可以适应非常复杂的网络环境；吞吐量大于1000M（部署在主节点交换共享区以及6个接入区边界	防火墙
（四）系统软件参考配置			
1	操作系统	主流操作系统	根据业务部署情况
2	应用中间件	要求支持各种主流操作系统平台，含数据库中间件等	根据业务部署情况
3	数据库管理系统	企业级大型数据库管理系统 支持100用户及以上，支持集群模式	根据业务部署情况

二、用户端设计

1. 卫生局端设计

县级卫生局建立内部局域网，网络设备基础设施包括防火墙、交换机，通过窄卫生专网、移动无线网接入到基层医疗卫生信息系统数据中心，可使用VPN设备增强互联网通信的安全性。局领导以及相关业务部门等各应用单元配置PC机、打印机、读卡器等外部设备。局端软件功能实现居民健康卡管理、信息发布、基层医疗卫生机构之间的工作量统计与绩效考核管理、注册管理、乡村医生注册管理、村卫生室注册管理、字典和术语管理等数据注册和服务、系统维护和管理等功能。中心端通过外部接口支持与外部系统之间的数据共享交换和业务联动。

2. 社区卫生服务中心 / 乡镇卫生院端设计

社区卫生服务中心 / 乡镇卫生院端包括网络设备基础设施、操作系统、本地资源存储库、外部设备、系统管理、基层医疗卫生信息系统客户端软件，见图2–3。

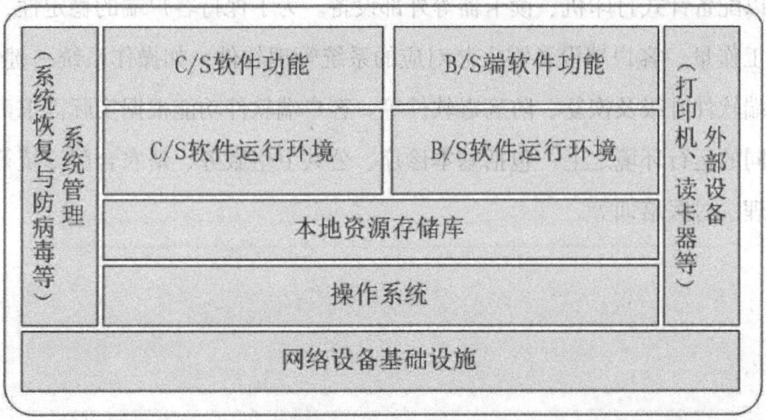

图2–3　社区卫生服务中心 / 乡镇卫生院端设计图

社区卫生服务中心 / 乡镇卫生院网络设备基础设施包括防火墙、交换机，通过窄带拨号、宽带网、卫生专网、移动无线网接入到基层医疗卫生信息系统数据中心，可使用VPN设备增强互联网通信的安全性。各应用单元配置PC机、打印机、读卡器等外部设备。PC机使用正版国内外主流操作系统，支持应用系统运行。为了保证客户端软件的易用性、可维护性，客户端软件配备轻量级的软件架构，配备如操作系统一键恢复、客户端软件升级及恢复、防病毒等软件。

对于业务量较大的社区卫生服务中心 / 中心卫生院，为保证在网络不通或不稳的状况下不影响业务开展，可考虑配置本地服务器，服务器需配置简易本地资源存储库，通过软件实现本地服务器与数据中心数据的准实时同步。

社区卫生服务中心 / 乡镇卫生院客户端软件功能根据实际需求可构建在不同的运行环境之上，包括基本医疗服务、公共卫生服务、新农合补偿结算、药品管理及培训等。

3．社区卫生服务站 / 村卫生室端设计

社区卫生服务站 / 村卫生室根据实际需要配备 PC 机，通过窄带拨号、宽带网、卫生专网、移动无线网接入到基层医疗卫生信息系统数据中心，可使用 VPN 设备增强互联网通信的安全性。根据设备和软件要求，PC 机使用正版国内外主流操作系统，支持应用系统运行。为了满足业务开展需求，根据业务需求可以配备针式打印机、读卡器等外部设备。为了保持客户端的稳定性，减少维护工作量，客户端设备需安装对应的系统管理软件，如操作系统一键恢复、客户端软件升级及恢复、防病毒软件等。客户端软件功能根据实际需求可构建在不同的运行环境之上，包括基本诊疗、公共卫生服务、新农合门诊统筹、药品管理、村医培训等。

第三章

公共卫生服务管理功能设计

第一节　概述

一、概述

公共卫生服务信息系统是利用计算机软硬件技术、网络通信技术等现代化手段，对公共卫生服务的信息进行综合管理，对公共卫生服务各个项目及项目全流程中产生的数据进行采集、储存、处理、分析、传输及交换，为公共卫生服务的业务工作和管理工作提供全面的、自动化管理的信息系统。系统以提高公共卫生服务质量、提升公共卫生服务管理水平为目标，系统涵盖国家基本公共卫生服务和重大公共卫生服务项目的信息管理，包括居民健康档案管理、健康教育管理、预防接种管理、儿童健康管理、妇女健康管理、老年人健康管理、慢性病患者健康管理、重性精神疾病患者管理、传染病和突发公共卫生事件的管理、中医药健康管理、卫生监督协管的管理、村医工作站等主要功能模块。

二、通用功能说明

通用功能是基层医疗卫生信息系统中各子系统、各功能模块、各功能单元中都可能需要的功能，为避免重复，后面章节中涉及到这些功能时，除有特殊要求外，不再详细描述，且均应满足本节中提出的全部要求。通用功能包括“查询并对象管理”的功能、“采集”的功能、“服务提示”的功能、“自动关联”

的功能、“查询统计”的功能等。

1. 查询并对象管理：查询并对象管理是从指定的数据表中查找符合条件的记录，如果查找的是“个人”，则至少应提供按姓名、住址、行政区划、健康档案号、身份证号、健康卡号、就诊号、筛查普查编号批号、对象属性等查找方式，也可提供按出生日期、建档日期、体检日期等查找方式；如果查找的是“机构”，则至少应提供按单位名称、机构所在地、机构编码等查找方式。输入查找条件应方便、快捷，如采用拼音首拼简码、五笔简码等方式输入汉字，采用下拉列表的方式输入行政区划等。条件具备时，还应提供从外设获取查找条件的功能（如：读卡功能）。提供的查找条件大于一个时，按组合条件查询；符合条件的记录大于一条时（如字符用模糊匹配查找时），应用列表方式显示所有记录，当有多页记录时应提供“首页、上页、下页、末页、某页”的翻页选择功能、提供勾选（单选、页全选、全选）来对象管理的功能。

2. 采集：采集是将相关数据输入计算机的过程。系统应支持多途径采集数据，包括键盘、鼠标、电子卡、数据文件及网络等。对具有多个选择项目的字段（如性别、职业），应提供代码、代号和下拉列表的采集方式；自由文本的字段可保存上次输入的文本供再次选用。为满足不同应用场景的需要，系统既要提供实时采集数据的功能（如边询问边输入计算机的方式），又要提供事后采集数据的功能（事后录入纸质记录的方式）。系统应自动记录采集数据的途径、采集人和采集时间。提供批量数据的快速录入、导入功能，提供对采集的数据进行值域校验、逻辑审核的功能。提供对采集和加工后的数据进行权限控制下的查询、取消作废、修改、删除、打印、汇总、统计的功能。提供对采集和加工后的数据的显示和导出功能，导出的文件应有 Excel、txt、XML 等通用、公开文件格式。数据采集表的选项可维护、可定义为必填项目。

3. 服务提示：服务提示是计算机根据事前设定的条件对计算机中的数据进行搜索、自动显示符合条件的信息的功能。服务提示包括事件提示（如“还需要做儿童健康检查”等）、时间提示（如失效期提示、下次访视时间提示、提示什么时间之前应完成入院记录）、超值提示（如血压大于正常值）、人员提示（应访视对象、需要复查对象）等。系统提供多种展示形式，包括定性提示（如

“今天有需要做健康检查的儿童”）、汇总提示（如“今天有10名需要做健康检查的儿童”）、明细提示（如“今天有张×、李×……王×需要做健康检查的儿童”）等。系统提供服务提示的设置功能，如服务提示的新增、修改、停用；提示条件、提示内容和展示形式的新增、修改、停用。

4. 自动关联：自动关联的可以是一个功能模块关联另一个功能模块，也可以是一张表关联另一张表。如果是功能模块间自动关联，先判断是否需要调用被关联的模块，如“高血压患者健康管理”模块自动关联“Ⅱ型糖尿病患者健康管理”模块时，先判断当前对象是否为Ⅱ型糖尿病患者，如果是Ⅱ型糖尿病患者，且又需要进行随访服务时，则予以提示。如果确认需要关联时，即调用“Ⅱ型糖尿病患者健康管理”模块，并将当前高血压患者随访服务记录表中已获取的信息传送到Ⅱ型糖尿病患者的随访服务记录表对应的项目中。

如果自动关联的是一张表，则检查该表中有无当前此人的记录，如果没有，则将此人的信息写入被关联的表中。如“门诊诊疗表”自动关联“健康档案—待建档表”时，先判断“健康档案—个人基本信息表”中是否存在当前对象的信息，如果没有则予以提示。如果确认需要关联，则将当前对象的信息写入“健康档案—个人基本信息表”对应的项目中。

5. 查询统计：查询统计是各模块都需要的功能。系统应提供多种查询方式，如按汉字、简码、编码、地址、行政区划、业务日期、信息采集日期等方式查询个案数据和机构数据。提供查询信息的分页显示、连续显示、选择显示的功能。当查询信息分页显示时，应提供“首页、末页、上页、下页、某页”的翻页显示功能。应提供查询信息的排序、汇总统计的功能。提供查询信息的导出功能。导出的文件应有Excel、txt、XML等通用、公开文件格式。提供查询信息的打印功能，包括打印查询服务的名称、查询条件和查询结果，查询信息为表格数据时，应参照国家统计报表格式打印，字体不小于5号字、A4页面纵向一行排列溢出时自动分为子表输出（每行不超过120个字符），打印出的表格应便于装订。

6. 流程管理：提供设定业务处理流程的功能，如将“登记—检查”的流程设定为同步完成的模式，也可设定为先“登记”再“检查”的模式；设定的流程可正向运行，也可在权限控制下反向运行。

三、数据安全要求

提供将能定位到个人的数据，如姓名、身份证号、住址、电话号码等加密保存的功能。提供能保留数据变更痕迹的功能、查询变更痕迹的功能。提供审核签批操作的双确认功能，如口令确认和电子卡确认等。

第二节 居民健康档案管理

一、居民健康档案管理

居民健康档案管理模块管理的内容为《国家基本公共卫生服务规范（2011年版）》“城乡居民健康档案管理服务规范”中“居民健康档案封面”、“个人基本信息表”、“健康体检表”的信息（这三张表在本节内简称为“健康档案”），实现“居民健康档案封面”、“个人基本信息表”、“健康体检表”信息的采集、评价、查重、统计查询、修改更新、结案删除、展示导出和系统维护等功能。

1. 采集功能：软件提供实时交互、录入纸质档案、导入数据文件等多种方式的数据采集功能。

提供连续采集“居民健康档案封面”、“个人基本信息表”和“健康体检表”信息的功能，提供单独采集某一张表信息的功能，提供批量采集多人同一张表中同一内容信息（如“住院治疗情况”）的功能。提供多种快速采集功能，如使用默认值，上一记录数加 1，智能跳越功能（如用户填写“既往史—疾病有无”项目，选择内容为“无”。即取值为 1 时，则“既往史—疾病”、“既往史—疾病确诊时间”等相关项目均不需要再填写，系统自动设置为“空”）。

软件还提供自由文本字段的保存与复用的功能，如“药物过敏史—其他药”栏内输入的是“个人基本信息表”中未列出的药品名称，这些录入的药品名称可保留于系统中，供下次录入时选用。

软件在保存采集信息的同时还应记录数据来源（如：门诊诊疗、电话咨询、上门服务等)、采集机构、采集人、采集日期时间、提供服务的人员、服务时间等。

2. 评价功能:软件提供根据预先设置好的标准对档案质量进行评估的功能。

能依据事先设置的“必填项目表”自动对采集数据的完整性进行评价。各类对象的必填项目是有区别的，如儿童不需要填“血压”，而对于 35 岁以上人群来说“血压”是必填项。软件能依据事先设置的“字段取值范围表”自动对采集数据数值范围的正确性进行评价，同一数据不同对象的数值范围也是有区别的，如胎儿心跳比成人心跳快，其正常取值空间更大。软件能依据事先设置的“字段间逻辑性审查表”自动对采集数据的逻辑性进行评价，如男性居民不应填妇科检查项目等。软件能依据事先设置的“健康档案评分表”自动对数据质量进行评分，并能详细记录每份健康档案的得分、扣分情况。所有评价结果明细，包括评价的日期时间，评价完整性、准确性、逻辑性及评分的明细均能予以保存。健康档案评价结果可保存在“健康档案评价结果登记表”。

3. 档案维护功能：提供个人档案的修改以及迁入、迁出功能。

提供档案查重功能：即筛选出健康档案中具有相同或高相似度的个人信息的档案，以便用户合并、清除或更新，包括按地域查重、按时间段查重、按机构查重、按姓名查重等。

软件提供查重条件设置功能：包括重复属性（见“重复属性表”)、查重范围（见“查重范围表”）等。

软件提供明确的查重结果并列表显示，如个人基本信息重复、慢病随访登记卡重复、孕产妇初检表重复等，提供确认重复、合并相同、删除重复的功能。记录并保存“合并”“删除”操作的信息。

4. 查询功能：软件以个人为核心，根据居民健康档案号将与之相关联的个人基本信息、门诊诊疗信息、住院信息、公卫服务信息、农合补偿信息等内容整合成此人的个人健康档案，供基层医疗机构服务人员查询。

提供多种查询方式，至少包括按健康档案号查询、按姓名查询、按行政区划或建档机构查询、按建档日期或录入日期查询等方式。查询结果可按列表形式显示，显示内容包括健康档案的封面信息和性别、年龄、身份证号、本人电话、联系人姓名、联系人电话等，并能下钻显示其个人基本信息表、健康体检表。

5. 统计功能：软件提供健康档案统计功能，包括统计健康档案的建档数量、建档质量、更新使用等情况。

提供按时间范围、辖区范围等条件按机构属性分类进行统计的功能，如乡镇卫生院和村卫生室，社区卫生服务中心和服务站分别统计。生成统计表格式和表格数据均参照国家卫生统计调查制度的表格形式，有续表、续页功能。所有表格均能以通用格式的文件导出。

6. 修改 / 更新功能：软件提供修改 / 更新一个人或一批人的健康档案，或健康档案中的一部分内容的功能。

提供选定修改 / 更新内容（某张表、某个数据子集）的功能；提供多种选定修改 / 更新对象的方式，至少包括按健康档案号、按姓名、按行政区划或建档机构、按建档日期或录入日期等方式查找修改 / 更新对象；提供多种快速的修改 / 更新功能，修改 / 更新痕迹均以日志形式保留。

7. 结案 / 删除功能：软件提供为一个人或一批人办理健康档案结案 / 删除。

提供多种对象管理的方式，至少包括按健康档案号、按姓名、按行政区划或建档机构、按建档日期或录入日期等方式查找对象；提供采集结案 / 删除信息的功能，包括采集结案的原因（如迁出、失联、死亡等）、审核时间、审核人、信息采集机构、采集人、采集日期时间等信息。一般不允许任意删除档案，仅在清除测试数据、重复数据时授权使用，删除个人信息的同时与其关联的门诊、公卫等服务信息将一并删除。结案 / 删除痕迹均以日志形式保留。

8. 展示及导出功能：提供按《国家基本公共卫生服务规范（2011 年版）》的格式展示、打印健康档案的功能。

提供展示导出一个人或一群人的健康档案的功能；提供多种对象管理的方式，至少包括按健康档案号、按姓名、按行政区划或建档机构、按建档日期或录入日期等方式查找对象；提供按数据列表展示健康档案的功能，展示结果有汇总、可排序；提供按 word 文档、XML 文档等其他通用格式文档导出健康档案的功能；提供按数据列表和其他通用格式文件导出健康档案的功能。

9. 系统维护功能：提供档案基础信息表维护、档案采集流程维护等功能。

提供维护：查重范围、字段取值范围、字段间逻辑性审查、健康档案评分、必填项目、字段间自动关联、个人基本信息和健康体检表导出字段等信息的功能。

提供录入纸质档案的流程维护功能：如通过维护来设定不同的录入流程。

流程 1：登录→采集个人特征信息→查重→采集个人基本信息→采集健康体检表信息→（循环）采集个人特征信息；

流程 2：登录→采集个人特征信息→查重→采集个人基本信息→（循环）采集个人特征信息。

所有的维护痕迹均应保留并可通过特定的权限进行查询。

健康档案管理中所用表格样例见表 3–1 ～表 3–7。

表 3–1 所有人群健康档案必填项目表

小数据集名称 / 字段名称	是否为必填	默认值
姓名	√	
现住址	√	上一条记录
户籍地址	√	上一条记录
联系电话		
乡镇（街道）名称	√	上一条记录
村（居）委会名称	√	上一条记录
建档单位	√	上一条记录
建档人	√	上一条记录
责任医生	√	上一条记录
建档日期	√	上一条记录
性别	√	
出生日期	√	
身份证号	√	
工作单位	√	
本人电话		
联系人姓名		
联系人电话		
常住类型	√	
民族	√	
血型	√	
文化程度	√	

（续表）

小数据集名称 / 字段名称	是否为必填	默认值
职业	√	
婚姻状况	√	
医疗费用支付方式	√	上一条记录
药物过敏史	√	
生活环境	×	
体质指数（BMI）	自动计算	体重（kg）/ 身高的平方（m^2）。
……		

√：必填项目　×：不填项目　空格为可填可不填项目

表 3-2 健康档案字段取值范围表

错误代码	字段名称	可出现范围	提示
001	体温	＞30　＜45	体温值越界
002	呼吸频率	＞10　＜30	呼吸频率值越界
003	身高	＞10　＜300	身高值越界
004	腰围	＞10　＜100	腰围值越界
005	血压—收缩	＞30　＜200	血压—收缩值越界
006	血压—舒张	＞30　＜200	血压—舒张值越界
007	体重	＞10　＜200	体重值越界
008	空腹血糖 mmol/L	＞5　＜20	空腹血糖值越界
009	血红蛋白 g/L	＞10　＜200	血红蛋白值越界
010	白细胞 10^9/L	＞1　＜90	白细胞值越界
011	血小板 10^9/L	＞100　＜200	血小板值越界
012	血清谷丙转氨酶 U/L	＞0　＜100	血清谷丙转氨酶值越界
013	血清谷草转氨酶 U/L	＞0　＜100	血清谷草转氨酶值越界
014	白蛋白 g/L	＞30　＜60	白蛋白值越界
015	总胆固醇 mmol/L	＞1　＜90	总胆固醇值越界
016	甘油三酯 mmol/L	＞1　＜90	甘油三酯值越界
017	血清肌酐 μmol/L	＞0　＜500	血清肌酐值越界
018	血尿素氮 mmol/L	＞0　＜90	血尿素氮值越界
……			

可出现范围：包括了正常人范围和病人的范围

表 3-3 健康档案字段间逻辑性审查表

错误代码	字段名称 1	字段名称 2	提示
101	出生日期＞19980101	文化程度＞4	年龄与文化程度不符合
102	性别＝1	外阴＞0	男性不应填项目：外阴
103	性别＝1	阴道＞0	男性不应填项目：阴道
104	性别＝1	宫颈＞0	男性不应填项目：宫颈
105	性别＝1	宫体＞0	男性不应填项目：宫体
106	性别＝1	附件＞0	男性不应填项目：附件
107	吸烟状况＝1	日吸烟量＞0	吸烟状况与日吸烟量矛盾
108	饮酒频率＝1	日饮酒量＞0	饮酒频率与日饮酒量矛盾
109	血清肌酐＞180	肾脏疾病＝1	血清肌酐与肾脏疾病不符
110	血尿素氮＞8	肾脏疾病＝1	血尿素氮与肾脏疾病不符
……			

表 3-4 健康档案扣分条件表

条件	扣分
未查出姓名重复档案	5
未查出身份证号相同的档案	3
必填项目少填一项	1
一个字段取值错	0.5
一个字段间逻辑错误	2
……	

（基数为 150 分，其中基本信息表 50 分、健康体检表 100 分，基本信息表合格分为 40 分、健康体检表合格分为 80 分。每张表扣至 0 分止）

表 3-5 健康档案评价结果登记表

档案号	姓名	性别	年龄	乡	村	组	档案封面信息								个人基本信息表								健康体检表							
							建档机构	建档日期	采集机构	采集日期	项目缺填数	值域异常数	逻辑异常数	扣分	建档机构	建档日期	采集机构	采集日期	项目缺填数	值域异常数	逻辑异常数	扣分	建档机构	建档日期	采集机构	采集日期	项目缺填数	值域异常数	逻辑异常数	扣分
……																														

开始日期：　　　　　截止日期：

表 3-6 健康档案查重复条件表

重复属性	选择标志
身份证号相同	√
姓名相同	√
姓名、性别相同	√
姓名、住址相同	√
身份证号、建档日期相同	√
……	

表 3-7 健康档案查重复范围表

查重范围	选择标志
县内	×
乡内	×
村内	√
组内	√
……	

二、家庭健康档案管理

家庭健康档案管理是基层医疗卫生服务机构为辖区内常住居民以家庭为单位建立的基本健康信息记录，主要信息包括家庭住址、人数及每人的基本资料、建档医生和护士姓名、建档日期等。

1. 信息采集：采集家庭基本信息，包括：家庭地址、人数、户主及家庭成员基本信息，饮用水、户厕类型、家族遗传史等情况；家庭中是否有 0 ~ 6 岁儿童、孕产妇、65 岁及以上老年人等服务重点人群；记录建档责任医师基本信息、建档日期、家庭签约情况等。

2. 档案维护：提供家庭档案的修改、补充以及迁入、迁出功能；提供家庭健康档案结案 / 删除功能；家庭档案的维护应与个人健康档案建立关联。

提供多种对象管理的方式，至少包括按家庭健康档案号、按户主或成员姓名、按行政区划等方式查找对象；提供采集结案 / 删除信息的功能，包括采集结案的原因（如迁出、拆分、死亡等）、审核时间、审核人、信息采集机构、采集人、采集日期时间等信息。一般不允许任意删除档案，仅在清除测试数据、重复数据时授权使用，删除家庭信息的同时与其关联的家庭成员个人信息，如门诊、公卫等服务信息将一并删除。结案 / 删除痕迹均以日志形式保留。

3. 查询统计：提供家庭健康档案查询统计功能，包括统计家庭健康档案的建档数量、变迁情况等信息。提供按时间范围、辖区范围等条件按机构属性分类进行统计的功能。

三、社区档案管理

1. 信息采集：建立社区档案，采集社区基本情况信息，包括：行政区划、人口资料、环境和经济状况、医疗卫生服务机构、养老院、中小学和幼儿园等公共设施分布，饮用水、垃圾处理方式，辖区平面图（道路、交通、公共设施、人群分布等）。

2. 档案维护：提供社区档案的修改、补充功能，提供拆分、合并社区档案等功能。

3. 档案查询：提供社区健康档案查询统计功能，包括统计社区健康档案的建档数量、变迁情况等信息。提供按时间范围、辖区范围等条件按机构属性分类进行统计的功能。

第三节 健康教育管理

提供面向群体的健康教育活动数据采集、信息管理功能。

一、对象管理

提供实施健康教育的机构、人员、设备、阵地建设等信息维护管理的功能。

提供接受健康教育的各类机构（家庭、学校、医院、特定单位等）、各类人员（按机构分类）的信息管理。提供机构、人员、设备、阵地建设等信息的查阅统计功能。

二、资料管理

提供不同载体、不同类型（文字、图片和音视频等）健康教育资料的分类管理功能。

提供健教处方库的分类管理功能。

提供疾病知识、心理知识、健康知识、社会适应知识和中医药知识等健康教育处方。

三、计划管理

提供管理健康教育计划的功能，包括计划开展日期、目标、内容、形式、对象、场地、责任人、实际实施日期等信息。

四、对象管理

提供获取不同对象（儿童、青少年、妇女、老年、从业人员、残疾人、患者、亚健康者等）基本信息的功能；提供从健康档案中筛查重点人群的功能；提供根据选定的行政区域和查询条件，从家庭或个人健康档案中筛选出特定的个体或群体健教对象的功能。

五、实施管理

提供管理各类健康教育活动信息的功能，包括采集健康讲座、健康宣传与义诊、健康咨询、卫生日活动和发放资料等活动的信息。

提供健康教育活动的全流程管理功能，包括从健康档案中筛查重点人群、活动实施、认知评价、效果评估等功能。提供参加人员签到功能。提供对健康教育活动记录的完整性进行审查评价的功能。提供相关服务提示的预告功能。能将居民接受健康教育的信息记入个人健康档案。

六、效果评价

提供获取知晓、认同和行为形成等评价指标的功能。

提供生理指标、心理健康指标、健康结果指标、健康行为指标和社会行为健康等指标评价。提供根据问卷调查、用户调查等方式对健教效果进行评价的功能。

七、满意度信息管理

采集健教对象对健教活动及服务等满意度信息，提供满意度信息的管理功能。

八、查询统计

提供查询统计健教机构、健教对象、健教计划、健教认知评估，以及健康教育评估结果的功能。

提供查询结果的明细及汇总统计功能。提供统计汇总个体健康教育效果评价结果的功能。提供健教活动过程和健教效果评价范例，提供评价应用参照。

第四节　预防接种管理

预防接种管理模块为基层医疗卫生机构开展免疫规划服务提供信息技术支持和信息管理服务。软件能提示本辖区或责任区内接种对象的基本情况及人数；提示当前接种对象应接种的疫苗名称及接种前后的注意事项，记录疫苗名称、厂家、批号、接种机构及接种医师等信息；可按辖区、机构和接种医师查询和统计接种工作量，统计和查询某疫苗的接种率，查询某人或某一群人免疫规划完成情况；提供疫苗管理和冷链管理的功能。预防接种管理模块为提高预防接种质量、规范预防接种操作、保证预防接种安全、提高预防接种管理水平和提高工作效率提供全面的技术支持。

一、对象管理

提供接种卡、册管理功能。提供多途径获取接种对象信息的功能，包括从门诊诊疗和孕产妇管理模块中获取管理对象信息，或从健康档案中筛选出管理对象。提供为管理对象建册、制卡、发卡，制定预防接种计划，办理转归结案的功能。提供接种卡、册的管理功能。

二、接种管理

软件提供常规接种、群体性预防接种和应急接种的管理功能。

1．接种前管理：提供预防接种的提示功能，包括按辖区、按时间、按人群、按疫苗和按管理对象进行提示。提供接种通知、接种预约的功能。提供接种前和接种后有关事项的告知功能。提供与个人健康档案关联的功能。

2．接种管理：软件提供快速选定接种对象的功能，包括按接种号、健康档案号和刷卡选定接种对象的功能。提供接种登记功能，记录接种者基本信息。提供开立接种医嘱（接种单）功能。提供快速采集接种信息的功能，包括按疫苗简码、扫描疫苗条码等方式获取疫苗信息的功能。录入界面可参照接种手册样式，方便用户操作。

软件提供多种接种流程的管理功能，如：先登记、开接种单、再接种，或先登记、开接种单和接种同步进行，或登记接种一步完成，或事后录入接种信息等多种流程的处理。

3．接种后管理：提供打印下次接种通知单的功能，提供接种后注意事项告知及打印的功能。提供管理接种异常反应信息的功能。提供预防接种异常反应或疑似异常反应的登记和上报功能。提供与儿童健康管理模块自动进行关联的功能，提供如“该儿童今天可接受第 × 个月的常规体检”等服务提示功能。

三、接种资质管理

提供接种人员资质管理和接种机构资质管理的功能。提供接种机构的场地设备等信息的管理功能。

四、疫苗管理

提供疫苗的申领、使用及库存管理功能。

提供疫苗入库、出库、盘底、报损及调节管理功能，提供疫苗有效期管理及有效期报警功能。提供收费疫苗的划价、收费、退费及费用结算功能。

五、冷链管理

提供冷链设备管理功能。

提供获取设备运行情况的信息的功能，提供冷链预警报警功能。

六、查询统计

同“通用功能”中的查询统计功能，能生成接种统计汇总表。

七、系统维护

提供疫苗字典管理与维护功能，预防接种程序（接种时间表）的管理与维护功能。

第五节　儿童健康管理

儿童健康服务是基层医疗卫生机构对 0 ~ 6 岁儿童进行健康管理，并施行基本公共卫生服务和重大公共卫生服务。儿童健康管理模块为基层医疗卫生机构开展儿童健康服务提供信息技术支持和信息管理服务。儿童健康管理包括儿童建档管理、出生医学证明管理、新生儿访视管理、儿童健康检查、新生儿遗传代谢病筛查、新生儿听力筛查、出生缺陷登记和儿童其他疾病管理等功能。儿童健康管理模块能及时提示当前每项工作应实施的内容和对象，按辖区或责任区及医师统计已完成工作的数量，并对服务质量和效果进行评估，软件为提高儿童保健质量、规范业务操作、保证服务质量、提高儿保管理水平和提高工作效率提供全面的技术支持。

一、儿童建档管理

提供《儿童保健手册》或保健卡以及《出生医学证明》管理功能。

提供选定管理对象的功能，包括通过健康档案等途径查询并选定管理对象，获取管理对象的基本信息（包括获取系第几胎、是否已申报出生、是否系省内或跨省流动等人口信息)。提供基本信息的修改功能。自动关联居民健康档案管理、预防接种管理等功能。

二、出生医学证明管理

提供对“出生医学证明”的发放和管理功能。

1. 首签管理:首次发放“出生医学证明”,提供信息采集、流程管理等功能。

提供查询并对象管理功能。根据对象属性获取“新生儿出生医学记录”、“出生医学证明首次签发申请表”等信息，或获取“医疗保健机构外出生的新生儿接生情况表”、“医疗保健机构外出生的‘出生医学证明’首次签发登记表”等信息。提供申请表审核审批功能、自动关联出生医学证明编号功能、记录操作对象及时间。出生医学证明按照国家要求辖区内统一编号。提供打印和套打“出生医学证明”的功能。提供管理一批发证对象和单个对象的功能。

2. 补发管理：提供对“出生医学证明”的补发流程管理和二次打印功能。

提供查询并对象管理功能。获取“出生医学证明补发申请表”等信息；提供申请表审核审批功能、自动关联出生医学证明编号功能、记录操作对象及时间。提供打印和套打出生医学证明的功能。

3. 换发管理：提供对“出生医学证明”的信息更改、审批流程管理和证件打印等功能。

提供查询并对象管理功能。获取“出生医学证明换发申请表”等信息；提供申请表审核审批功能、自动关联出生医学证明编号功能、记录操作对象及时间。提供打印和套打出生医学证明的功能。

4. 证管理功能:提供“出生医学证明”空白证的注册、领用、发放、调借、作废及核销功能。

5. 提供证号与新生儿关联、新生儿与证号关联查询统计功能，生成有关统计表。

三、新生儿访视管理

提供新生儿访视服务对象管理、服务信息采集、新生儿健康状况评价、服务提示等功能。

提供查询并对象管理功能，服务提示需访视对象。获取管理对象的“新生儿访视记录”、“新生儿家庭访视记录表”等信息，根据采集的信息提供评价和指导建议。根据新生儿属性（正常、低出生体重、早产、双多胎、有出生缺陷等）提供下次访视日期。自动关联预防接种、新生儿疾病筛查、转诊管理等功能。

四、儿童健康检查

提供儿童常规体检对象管理、服务信息采集、儿童健康状况评价、服务提示等功能。

1. 对象管理：提供选择服务对象、明确检查项目及生成通知信息等功能。

提供获取管理对象基本信息的功能，可通过健康档案等途径查询并选定管理对象。有需体检对象提示的服务提示功能。提供建立体检登记表、发布体检通知的功能。提供选择检查项目、生成检查通知单（或检查申请单）的功能。提供批量检查对象的管理功能，包括批量检查对象的选定功能、通知功能。

2. 检查管理：提供获取或填写问诊、测量、检查、检验等信息的功能。提供检查对象排队功能（安排检查号）。支持各检查环节独立采集信息，也支持一次采集各检查环节的信息。提供数据阈值审核、逻辑审查、关联审核的功能。自动进行发育评估、体格评价。提供发布或发送体检结果、打印体检结果的功能。自动记录业务操作人员单位和日期、信息采集人员单位和日期。

提供批量检查对象的管理功能，包括批量检查对象的选定功能、通知功能，批量检查对象排队功能（安排检查号）、检查信息批量采集功能、检查报告批量打印功能及下次检查预告功能。

3. 评估与指导：为医生提供获取和确认接收各项体检结果，并根据检查结果提供评估与指导意见的功能，包括复查建议、转诊建议、健康指导意见和告知下次检查日期。可打印体检报告单，提供检查报告批量打印功能及下次检查预告功能。自动关联居民健康档案、预防接种、转诊管理。提供如“该儿童今天可进行疫苗接种”等服务提示功能。

4. 满足通用“服务提示”、“查询统计”功能要求，生成检查统计表。

5. 结案管理:查询并选定管理对象,获取管理对象信息,选择结案原因(包括转归、迁出、失联、死亡等)采集结案信息。提供结案审核功能。提供死亡登记信息采集、上报及重新填报功能。

五、新生儿遗传代谢病筛查

提供对新生儿进行遗传代谢疾病筛查的对象管理、服务信息采集、健康状况评价、服务提示等功能。

1. 对象管理：提供获取管理对象基本信息的功能，可通过健康档案、既往筛查记录等途径查询并选定管理对象。提供筛查对象“召回”功能。提供管理批量检查对象的功能。

2. 检查管理：提供获取或填写问诊、检查、检验等信息的功能。

询检管理：提供选择筛查属性、筛查项目的功能，提供管理标本信息的功能，提供生成标本检查通知单（或检查申请单）的功能。记录业务操作人员单位和日期、信息采集人员单位和日期，提示下一检查地点和检查日期。提示回收知情同意书。提供管理一批检查对象和单个对象的功能。自动关联居民健康档案管理。

血样管理：提供查询并选定检查对象的功能。获取或采集血样标本信息（包括标本的条码信息），记录业务操作人员单位和日期、信息采集人员单位和日期。提供发送标本信息的功能。提供管理一批检查对象和单个对象的功能。

实验室检查：提供标本接收确认功能，提供查询并选定检查对象的功能。提供获取或填报检查结果的功能。提供发布或发送检查结果、打印报告单的功能。记录业务操作人员单位和日期、信息采集人员单位和日期。提供管理一批检查对象和单个对象的功能。

支持各筛查环节独立采集信息，也支持一次采集各筛查环节的信息。

3. 评估与指导：根据检查结果进行评估，做出诊断。

提供查询并选定检查对象的功能。获取和确认接收各项检查结果。根据检查结果进行评估和诊断，提出干预指导意见，包括复查建议、转诊建议和健康指导意见。打印报告单。提供追踪筛查进度的功能（包括提供应查未查对象人数及明细清单等）。提供管理一批检查对象和单个对象的功能。自动关联预防接种、新生儿访视、转诊管理。

4. 满足通用“服务提示”、“查询统计”功能要求，生成筛查统计表。

5. 结案管理:查询并选定管理对象,获取管理对象信息,选择结案原因（包括治愈、迁出、失联、死亡等）采集结案信息。提供结案审核功能。提供死亡登记信息采集、上报及重新填报功能。

六、新生儿听力筛查

1. 对象管理：提供查询并选定检查对象的功能，可通过健康档案、既往筛查记录等途径查询并选定管理对象。提供筛查对象召回功能。提供选择筛查属性、筛查项目的功能。提供生成检查通知单（或检查申请单）的功能。提供管理批量检查对象的功能。

2. 询检管理：提供查询并选定检查对象的功能。获取或填报检查结果。发布或发送筛查结果、提供或打印筛查结果。记录业务操作人员单位和日期、信息采集人员单位和日期。提供管理一批检查对象和单个对象的功能。支持各筛查环节独立采集信息，也支持一次采集各筛查环节的信息。

3. 评估与指导：提供查询并选定检查对象的功能。获取和确认接收各项筛查结果。根据筛查结果进行评估和诊断，提出干预指导意见，包括复查建议、转诊建议和健康指导意见。打印筛查报告单。提供追踪筛查进度的功能，提供管理一批检查对象和单个对象的功能。自动关联预防接种、新生儿访视、转诊管理。

4. 满足通用“服务提示”、“查询统计”功能要求，生成筛查统计表。

5. 结案管理:查询并选定管理对象,获取管理对象信息,选择结案原因（包括治愈、迁出、失联、死亡等）采集结案信息。提供结案审核功能。提供死亡登记信息采集、上报及重新填报功能。

七、出生缺陷登记：新生儿出生缺陷相关信息记录和登记表 / 卡管理

提供查询并选定管理对象的功能，获取管理对象有关信息，包括从基本医疗服务模块获取相关信息。根据管理对象的属性获取或填报“居委会（村）出生缺陷儿登记表”、“医疗机构出生缺陷儿登记卡”等信息；记录业务操作人员单位和日期、信息采集人员单位和日期。提供自动数据阈值审核、逻辑审查、关联审核功能。提供审核、上报、重新填报、作废功能。提供批量审核功能。自动关联居民健康档案、预防接种、新生儿访视、转诊管理等功能。提供登记表 / 卡的统计查询。

八、体弱儿童管理

1. 对象管理：提供查询并选定检查对象的功能，可通过健康档案、门诊诊疗、儿童保健档案中获取管理对象，采集管理对象的基本信息，建立专案管理卡。

2. 随访管理：根据专案要求，制定管理计划。获取随访、复查的信息。

3. 评估与指导：提供查询并选定检查对象的功能。根据随访情况、复查结果进行评估和诊断，提出干预指导意见，包括复查建议、转诊建议和健康指导意见。自动关联预防接种、转诊管理。

4. 满足通用“服务提示”、“查询统计”功能要求，生成随访统计表。

5. 结案管理：查询并选定管理对象，获取管理对象信息，选择结案原因（包括治愈、迁出、失联、死亡等）采集结案信息。提供结案审核功能。

九、儿童其他疾病管理

1. 对象管理：提供查询并选定检查对象的功能，可通过健康档案等途径查询并选定检查对象，建立疾病登记表。发布检查通知。提供管理批量检查对象的功能。

2. 检查管理：

询检管理：提供查询并选定检查对象的功能。采集既往疾病史、现有症状等信息。记录业务操作人员单位和日期、信息采集人员单位和日期，提示下一

检查地点日期。提供生成检查通知单（或检查申请单）的功能。提供管理一批检查对象和单个对象的功能。自动关联居民健康档案管理。

专科检查：提供查询并选定检查对象的功能。获取或采集专科检查的结果数据。提供或打印检查结果。记录业务操作人员单位和日期、信息采集人员单位和日期，提示下一检查地点日期。提供管理一批检查对象和单个对象的功能。

实验室检查：提供管理标本信息的功能，提供标本接收确认功能。提供查询并选定检查对象的功能。获取或填报检查结果。发布检查结果、提供或打印检查结果。记录业务操作人员单位和日期、信息采集人员单位和日期。提供管理一批检查对象和单个对象的功能。

支持各检查环节独立采集信息，也支持一次采集各检查环节的信息。

3. 评估与指导：提供查询并选定检查对象的功能。获取和确认接收各项检查结果。根据检查结果提供干预评估和诊断，提出干预指导意见，包括复查建议、转诊建议和健康指导意见。打印普查报告单。提供管理一批检查对象和单个对象的功能。自动关联居民健康档案。

4. 满足通用“服务提示”、“查询统计”功能要求，生成检查统计表。

5. 结案管理：查询并选定管理对象，获取管理对象信息，选择结案原因（包括治愈、迁出、失联、死亡等）采集结案信息。提供结案审核功能。提供死亡登记信息采集、上报及重新填报功能。

第六节 妇女健康管理

妇女健康管理模块为基层医疗卫生机构开展妇女健康服务提供信息技术支持和信息管理服务，包括增补叶酸管理，孕产妇系统管理，产前筛查、预防艾滋病、梅毒和乙肝母婴传播，妇女病普查，乳腺癌检查，宫颈癌检查，计划生育技术服务和妇女其他疾病管理等功能。妇女健康管理模块能及时提示当前每项工作应实施的内容和对象，按辖区或责任区及医师统计已完成工作的数量，并对服务质量和效果进行评估，软件为提高妇女健康服务的质量、规范业务操作、提高妇保管理水平和提高工作效率提供全面的技术支持。

一、增补叶酸管理

1. 对象管理：提供选择服务对象、建立登记表及生成通知信息等功能。

提供获取管理对象基本信息的功能，可通过健康档案和已建立的管理卡等途径查询并选定管理对象，发布领药通知。提供建立服药登记表的功能。提供管理批量发药对象的功能。

2. 发放管理：提供叶酸发放信息登记功能。

提供评估、确认发放对象属性（如准备怀孕的妇女、高危待孕妇女等）的功能，提示应发放的数量，记录本次实际发放数量、自动记录发放日期、药品生产厂家、批号以及下次随访机构及日期等信息。提示回收知情同意书。

3. 随访管理：提供随访信息登记功能。

提供随访对象、随访日期的提示功能。提供查询并选定随访对象的功能，提供采集随访信息、提示下次随访机构及日期等功能。

4. 库存管理：提供叶酸调拨入库、发药、盘存及查询等功能。

5. 结案管理：查询并选定管理对象，获取管理对象信息，选择结案原因（包括结束、迁出、失联、死亡等）采集结案信息。提供结案审核功能。

二、孕产妇系统管理

孕产妇系统管理模块为基层医疗卫生人员开展孕产期保健服务工作提供信息技术支持和信息管理服务，实现对孕产妇的动态连续追踪管理，包括孕产妇建档管理、产检管理、分娩信息管理、产后随访、高危管理以及产前筛查、预防艾滋病、梅毒和乙肝母婴传播等功能。

1. 建档管理：在健康档案基础上为已孕妇女建立“孕产期保健信息卡”，即孕产妇档案，并对基本信息进行管理，包括孕产期保健信息卡新增、修改、查询、统计等功能。

软件提供获取管理对象基本信息的功能（包括获取是否已领取独生子女证、是否系省内或跨省流动等人口信息）。可通过健康档案等途径查询并选定管理对象。确定建档对象属性（如孕早期、孕中期、孕晚期、产后建立或其他补建），获取“孕产期保健信息卡”（见《孕产妇保健手册》）等相关信息，管理《孕产妇保健手册》的发放信息。提供建档信息的修改功能。自动关联居民健康档案管理、初检管理等功能。

2. 产检管理：完成产前检查，记录相关信息，并记录检查、高危评分、下次预约时间等相关信息，包括初检管理和复检管理。

（1）初检管理：提供查询并对象管理的功能，根据管理对象的属性按照“第1次产前随访服务记录表”要求记录有关信息。提供一次性记录全部检查信息或仅部分检查项目信息（如“妇科检查”、“辅助检查”）的功能，提供从基本医疗服务模块自动获取相关检验、检查信息的功能。记录业务操作人员单位和日期、信息采集人员单位和日期。提供根据孕期生成和打印产前检查计划的功能，提示下次随访日期。提供自动生成健教处方功能，提供健教处方的修改和打印的功能。提供自动进行高危因素评分的功能，如属高危对象自动关联“高危管理”。自动关联产前筛查、预防艾滋病、梅毒和乙肝母婴传播功能。

（2）复检管理：提供查询并对象管理的功能，可从孕产妇档案中选择管理对象，根据管理对象的属性按照“第2～5次产前随访服务记录表”要求记录复检信息，提供从基本医疗服务模块自动获取相关检验、检查信息的功能。记录业务操作人员单位和日期、信息采集人员单位和日期。提供根据孕期提示下次随访日期。提供自动生成健教处方功能，提供健教处方的修改和打印的功能。提供自动进行高危因素评分的功能，如属高危对象自动关联“高危管理”。

3. 高危管理：建立孕产妇高危专案管理，处理高危因素筛查、登记、追踪和高危结案信息，包括高危评估、高危随访、高危因素维护、高危查询等功能。

提供查询并对象管理的功能，获取管理对象相关信息，包括不变高危因素的信息和已有的可变高危因素的信息；提供采集和修正所有高危因素信息的功能。提供从基本医疗服务模块自动获取相关高危信息的功能。根据获取的信息进行高危评分、调取和打印对应的干预指导意见和健康教育资料；提示下次随访日期。自动关联转诊管理、产前筛查以及预防艾滋病、梅毒、乙肝传播等功能。提供高危因素维护功能。

4. 分娩信息管理：实现对孕妇分娩时的一般信息、产妇情况信息以及新生儿信息进行记录，包括分娩登记、查询等功能。

提供查询并对象管理的功能，获取管理对象信息和分娩登记表、分娩登记册、产妇出院情况等信息。提供从基本医疗服务模块自动获取分娩信息的功能。提供打印分娩登记表、人口出生信息登记表的功能。自动关联儿童健康管理，新生儿信息自动进入儿童健康档案。

5. 产后随访：对分娩后的产妇进行产后访视，并记录相关信息，包括信息登记、下次预约、健康教育处方等功能。

提供查询并对象管理的功能，获取和采集管理对象信息和产后访视记录表等信息，根据采集的信息提供和打印干预指导意见和健康教育资料。记录业务操作人员单位和日期、信息采集人员单位和日期，提示下次随访日期。自动关联儿童健康管理、转诊管理。

6. 产后 42 天健康检查:产妇分娩后 42 天进行产后访视,并记录相关信息，包括信息登记、健康教育处方等功能。

提供查询并对象管理的功能，获取和采集管理对象信息和产后 42 天健康检查记录表等信息,根据采集的信息提供和打印干预指导意见和健康教育资料。记录业务操作人员单位和日期、信息采集人员单位和日期。自动关联儿童健康管理、结案管理。

7. 产前筛查：对怀疑有先天性缺陷和遗传疾病胎儿的孕妇进行筛查，记录孕妇的产前筛查、产前诊断、登记与追踪等信息，包括筛查登记、标本登记、标本送检、标本接受、标本确认、结果发布、人员名单管理等功能。

提供查询并选定检查对象的功能，可从孕产妇档案中选择管理对象，获取管理对象相关信息，根据孕周和既往检查日期选择产筛方法（如血清筛查、B 超筛查等）和筛查项目，生成产筛通知单（或检查申请单）。提供标本登记、标本接收、标本确认、结果发布等功能；提供产筛结果确认、产筛结果评估功能，提供干预指导意见及报告单打印功能。记录业务操作人员单位和日期、信息采集人员单位和日期。提示下次检查日期。提供管理一批筛查对象或单个对象的功能。

本模块供开展产前筛查机构使用，也可由基本医疗服务模块调用。

8. 预防艾滋病、梅毒和乙肝母婴传播：为预防艾滋病、梅毒和乙肝等疾病的母婴传播，对孕妇进行检查，并记录相关信息，包括：检查登记、标本登记、标本送检、标本接受、标本确认、结果发布、人员名单管理等功能。

查询并选定管理对象，获取管理对象的信息，提供个性化咨询及健康教育资料，根据孕周和既往检查日期选择检测项目，生成检测通知单（或检查申请单）。提供检测名单与检测标本分别进行管理的功能，权限控制下的检测结果查询、复检对象管理的功能。提供管理一批检测对象和单个对象的功能。自动关联传染病报告，艾滋病、梅毒和乙肝复检，转诊管理等功能。

9. 满足通用“服务提示”、“查询统计”功能要求，生成各类统计表。

提供追踪孕产妇系统管理进度的功能（包括提供应检未检对象人数及明细情况），提供孕产妇系统管理进程和管理质量的统计功能。

10. 结案管理：查询并选定管理对象，获取管理对象信息，选择结案原因（包括结束、迁出、失联、死亡等）采集结案信息。提供结案审核功能。提供死亡登记信息采集、上报及重新填报功能。

三、妇女病普查管理

1. 对象管理：获取管理对象基本信息，可通过健康档案等途径查询并选定管理对象，建立普查登记表、发布普查通知。

2. 检查管理：

（1）询检管理：提供查询并选定检查对象的功能。采集疾病知晓情况、既往疾病史、现有症状等信息，自动关联妇女保健档案，提示既往相关疾病情况问诊或检查（如：宫颈癌、乳腺癌等），可自动调用相应的妇女健康管理功能，相同信息自动填写。提供打印疾病检查和知情资料的功能，提示回收知情同意书。记录业务操作人员单位和日期、信息采集人员单位和日期，提示下一检查机构及科室和日期。自动关联居民健康档案管理。

（2）妇科检查：提供查询并选定检查对象的功能。获取或采集妇科检查的结果数据。提供打印检查结果的功能。提供管理标本信息的功能，提供生成标本检查通知单（或检查申请单）的功能。记录业务操作人员单位和日期、信息采集人员单位和日期，提示下一检查地点和日期。

（3）实验室检查：提供标本接收确认功能，提供查询并选定检查对象的功能。提供获取或填报检查结果的功能。提供发布检查结果、打印检查结果的功能。记录业务操作人员单位和日期、信息采集人员单位和日期，提示下一检查机构及科室和日期。

（4）批量检查的管理：提供批量检查对象的管理功能，包括批量检查对象的选定功能、通知功能，检查对象排队功能（安排检查号）、检查信息批量采集功能、检查报告批量打印功能及下次检查预告功能。

3. 评估与诊断：提供查询并选定管理对象的功能。获取和确认接收各项检查结果。根据检查结果提供干预评估和诊断，提出干预指导意见，包括复查建议、转诊建议和健康指导意见。提供打印报告单的功能。自动关联居民健康档案。

4. 满足通用“服务提示”、“查询统计”功能要求，生成妇女病普查统计表。提供追踪普查进度的功能（包括提供应检未检对象人数及明细情况），提供普查进程和普查质量的统计功能。支持各检查环节独立采集信息，也支持一次采集各检查环节的信息。

本模块供开展妇女病普查的机构使用，也可由基本医疗服务模块调用。

四、乳腺癌检查管理

1. 对象管理：获取管理对象基本信息，可通过健康档案和已建立的高危对象管理卡等途径查询并选定检查对象，建立检查登记表、发布检查通知。

2. 检查管理：

（1）询检管理：提供查询并选定检查对象的功能。采集疾病知晓情况、既往疾病史、现有症状等信息，提供打印疾病检查知情资料的功能，提示回收知情同意书。记录业务操作人员单位和日期、信息采集人员单位和日期，提示下一检查机构及科室和日期。自动关联居民健康档案管理。

（2）临床检查：提供查询并选定检查对象的功能。获取或采集临床检查的结果数据。提供或打印检查结果。记录业务操作人员单位和日期、信息采集人员单位和日期，提示下一检查机构及科室和日期。提供管理采集标本信息的功能，提供生成标本检查通知单（或检查申请单）的功能。

（3）超声检查：提供查询并选定检查对象的功能。获取或采集超声检查的结果数据。提供或打印检查报告单。记录业务操作人员单位和日期、信息采集人员单位和日期。

（4）乳腺钼靶 X 线检查：提供查询并选定检查对象的功能。获取或采集检查的结果数据。提供或打印报告单。记录业务操作人员单位和日期、信息采集人员单位和日期。

（5）实验室检查：提供标本接收确认功能，提供查询并选定检查对象的功能。获取或填报检查结果。发布检查结果、提供或打印检查结果。记录业务操作人员单位和日期、信息采集人员单位和日期，提示下一检查机构及科室和日期。

（6）批量检查的管理：提供批量检查对象的管理功能，包括批量检查对象的选定功能、通知功能，检查对象排队功能（安排检查号）、检查信息批量采集功能、检查报告批量打印功能及下次检查预告功能。

支持各检查环节独立采集信息，也支持一次采集各检查环节的信息。

3. 评估与诊断：提供查询并选定管理对象的功能。获取和确认接收各项检查结果。根据检查结果提供干预评估和诊断，提出干预指导意见，包括复查建议、转诊建议和健康指导意见。提供打印报告单的功能。提供为高危人群及结果可疑、异常者建立管理卡，提示复查日期和机构等功能。提供结案管理功能。自动关联居民健康档案。

4. 满足通用“服务提示”、“查询统计”功能要求，生成检查统计表，支持行政部门项目管理统计要求。提供追踪检查进度的功能（包括提供应检未检对象人数及明细情况），提供检查进程和检查质量的统计功能。

本模块供开展乳腺癌检查的机构使用，也可由基本医疗服务模块调用。

五、宫颈癌检查管理

1. 对象管理：获取管理对象基本信息，可通过健康档案和已建立的高危对象管理卡等途径查询并选定管理对象，建立检查登记表、发布检查通知。

2. 检查管理：

（1）询检管理：提供查询并选定检查对象的功能。采集疾病知晓情况、既往疾病史、现有症状等信息，提供打印疾病检查知情资料的功能，提示回收知情同意书。记录业务操作人员单位和日期、信息采集人员单位和日期，提示下一检查机构及科室和日期。自动关联居民健康档案管理。

（2）妇科检查：提供查询并选定检查对象的功能。获取或采集妇科检查的结果数据。提供打印检查结果的功能。提供管理标本信息的功能，提供生成标本检查通知单（或检查申请单）的功能。记录业务操作人员单位和日期、信息采集人员单位和日期，提示下一检查机构及科室和日期。

（3）阴道镜检查：提供查询并选定检查对象的功能。获取或采集阴道镜检查的结果数据。提供或打印检查报告单。记录业务操作人员单位和日期、信息采集人员单位和日期。提供管理采集标本信息的功能，提供生成标本检查通知单（或检查申请单）的功能。

（4)实验室检查:提供标本接收确认功能,提供查询并选定检查对象的功能。获取或填报检查结果，发布检查结果，提供打印检查结果的功能。记录业务操作人员单位和日期、信息采集人员单位和日期,提示下一检查机构及科室日期。

（5）批量检查的管理：提供批量检查对象的管理功能，包括批量检查对象的选定功能、通知功能，检查对象排队功能（安排检查号）、检查信息批量采集功能、检查报告批量打印功能及下次检查预告功能。

3. 评估与诊断：提供查询并选定管理对象的功能。获取和确认接收各项检查结果。根据检查结果提供干预评估和诊断，提出干预指导意见，包括复查建议、转诊建议和健康指导意见。提供打印报告单的功能。提供为高危人群及结果可疑、异常者建立管理卡，提示复查日期和机构等功能。提供结案管理功能。自动关联居民健康档案。

支持各检查环节独立采集信息，也支持一次采集各检查环节的信息。

4. 满足通用“服务提示”、“查询统计”功能要求，生成检查统计表，支持行政部门项目管理要求。提供追踪检查进度的功能（包括提供应检未检对象人数及明细情况），提供检查进程和检查质量的统计功能。

本模块供开展宫颈癌检查的机构使用，也可由基本医疗服务模块调用。

六、计划生育技术服务

1. 宫内节育器管理：提供查询并选定管理对象的功能，获取管理对象基本信息，选择服务方式（如：放置、随访、取出等），采集服务记录的信息。提供打印干预指导意见的功能，包括复查建议、转诊建议和健康指导意见。有管理一批服务对象和单个对象的功能。自动关联居民健康档案。

2. 皮下埋植管理：提供查询并选定管理对象的功能，获取管理对象基本信息，选择服务方式（如：埋置、随访、取出等），采集服务记录的信息。提供打印干预指导意见的功能，包括复查建议、转诊建议和健康指导意见。有管理一批服务对象和单个对象的功能。自动关联居民健康档案。

3. 结扎管理：提供查询并选定管理对象的功能，获取管理对象基本信息，选择服务方式（如:结扎、随访等），采集服务记录的信息，记录男女双方信息。提供或打印干预指导意见，包括复查建议、转诊建议和健康指导意见。有管理一批服务对象和单个对象的功能。自动关联居民健康档案。

4. 流产管理：提供查询并选定管理对象的功能，获取管理对象基本信息，选择服务方式（如：流产、随访等），采集服务记录的信息。提供打印干预指导意见的功能，包括复查建议、转诊建议和健康指导意见。有管理一批服务对象和单个对象的功能。自动关联居民健康档案。

5. 满足通用“服务提示”、“查询统计”功能要求，生成统计表。提供追踪技术服务进度的功能（包括提供应检未检对象人数及明细情况），提供服务进程和服务质量的统计功能。

支持现场实时采集信息，也支持事后录入各检查环节的信息。本模块供给已开展计划生育技术服务的基层医疗机构使用,也可由基本医疗服务模块调用。

七、妇女其他疾病管理

1. 对象管理：获取管理对象基本信息，可通过健康档案等途径查询并选定管理对象，建立疾病登记表、发布检查通知。

2. 检查管理：

（1）询检管理：提供查询并选定检查对象的功能。采集疾病知晓情况、既往疾病史、现有症状等信息，自动关联妇女保健档案，提示既往相关疾病情况问诊或检查（如：宫颈癌、乳腺癌等），可自动调用相应的慢性病患者健康管理，相同信息自动填写。提供打印疾病检查和知情资料的功能，提示回收知情同意书。记录业务操作人员单位和日期、信息采集人员单位和日期，提示下一检查机构及科室和日期。自动关联居民健康档案管理。

（2）专科检查：提供查询并选定检查对象的功能。获取或采集专科检查的结果数据。提供打印检查结果的功能。提供管理标本信息的功能，提供生成标本检查通知单（或检查申请单）的功能。记录业务操作人员单位和日期、信息采集人员单位和日期，提示下一检查地点日期。

（3）实验室检查：提供标本接收确认功能，提供查询并选定检查对象的功能。提供获取或填报检查结果的功能。提供发布检查结果、打印检查结果的功能。记录业务操作人员单位和日期、信息采集人员单位和日期，提示下一检查机构及科室和日期。

（4）批量检查的管理：提供批量检查对象的管理功能，包括批量检查对象的选定功能、通知功能，检查对象排队功能（安排检查号）、检查信息批量采集功能、检查报告批量打印功能及下次检查预告功能。

3. 评估与诊断：提供查询并选定管理对象的功能。获取和确认接收各项检查结果。根据检查结果提供干预评估和诊断，提出干预指导意见，包括复查建议、转诊建议和健康指导意见。提供打印报告单的功能。自动关联居民健康档案。

支持各检查环节独立采集信息，也支持一次采集各检查环节的信息。

4. 满足通用“服务提示”、“查询统计”功能要求，生成疾病管理统计表。提供追踪检查进度的功能（包括提供应检未检对象人数及明细情况），提供普查进程和普查质量的统计功能。

5. 结案管理：查询并选定管理对象，获取管理对象信息，选择结案原因（包括治愈、迁出、失联、死亡等）采集结案信息。提供结案审核功能。提供死亡登记信息采集、上报及重新填报功能。

本模块供给已开展妇女疾病管理的机构使用,也可由基本医疗服务模块调用。

第七节 老年人健康管理

一、建档管理

提供获取管理对象基本信息的功能，可通过基本医疗管理、健康档案等多途径查询并选定管理对象、获取“个人基本信息”等相关信息。提供建档信息的修改功能。自动关联居民健康档案管理、健康卡管理、高血压病管理、糖尿病管理等功能。

二、体检管理

1. 对象管理：提供获取管理对象基本信息的功能，可通过健康档案、既往体检记录等途径查询并选定管理对象。建立体检登记表。发布体检通知。提供管理批量检查对象的功能。

2. 检查管理：

（1）询检管理：查询并选定检查对象。采集既往疾病史、一般状况、生活方式、现有症状等信息，采集老年人生活自理能力评估表等信息。提供生成检查通知单（或检查申请单）的功能。记录业务操作人员单位和日期、信息采集人员单位和日期，提示下一检查地点日期。提供管理一批检查对象和单个对象的功能。自动关联居民健康档案管理。

（2）实验室检查：查询并选定检查对象。获取或填报检查结果。发布检查结果、提供或打印检查结果。记录业务操作人员单位和日期、信息采集人员单位和日期，提示下一检查地点日期。提供从基本医疗服务模块自动获取检查信息的功能。提供管理一批检查对象和单个对象的功能。

3. 评估与指导：查询并选定管理对象。获取和确认接收各项检查结果。支持对获取的信息进行完整性、正确性和逻辑性审查评价。根据检查结果提供干预评估和指导意见,包括复查建议、转诊建议、健康指导意见和中医药保健指导意见。

自动关联慢性病患者健康管理，提示既往相关疾病情况问诊或检查（如:高血压、糖尿病等），可自动调用相应的慢性病患者健康管理功能，相同信息自动填写。

提供打印体检报告单功能。提供管理一批检查对象和单个对象的功能。自动关联居民健康档案。

三、康复管理

查询并选定管理对象，获取管理对象的信息，根据当前健康状况制订康复管理计划，记录康复计划的实施情况。根据设定标准评价康复效果并提出干预指导意见，包括复查建议、转诊建议。打印康复报告单。记录业务操作人员单位和日期、信息采集人员单位和日期，提示下次康复日期。提供管理一批检查对象和单个对象的功能。自动关联居民健康档案、转诊管理等功能。

支持各环节独立采集信息，也支持一次采集各环节的信息。

四、其他功能

满足通用“服务提示”、“查询统计”功能要求。提供追踪工作进度的功能(包括提供应检未检对象人数及明细情况)，提供工作进程和工作质量的统计功能。

结案管理：查询并选定管理对象，获取管理对象信息，选择结案原因（包括迁出、失联、死亡等）采集结案信息。提供结案审核功能。提供死亡登记信息采集、上报及重新填报功能。

本模块供给已开展老年保健管理的机构使用,也可由基本医疗服务模块调用。

第八节　慢性病患者健康管理

慢性病患者健康管理模块为基层医疗卫生机构开展慢性病患者健康服务的提供信息支持和信息管理服务支持，包括高血压患者健康管理、Ⅱ型糖尿病患者健康管理、其他慢性疾病管理等功能。其管理模块能及时提示当前每项工作应实施的内容和对象，按辖区或责任区及医师统计已完成工作的数量，并对服务质量和效果进行评估，软件为提高慢病管理的质量、规范业务流程、提高慢病管理水平和提高工作效率提供全面的技术支持。

一、高血压患者健康管理

1．对象管理：提供获取管理对象基本信息的功能，可通过基本医疗、健康档案、既往体检记录等途径查询并选定管理对象。建立管理对象登记表，制定管理计划。提供发送随访通知和随访预约的功能。提供管理批量对象的功能。

2．检查管理：

（1）询检管理：查询并选定检查对象。采集症状、体征和用药情况等信息。提供生成检查通知单（或检查申请单）的功能。记录业务操作人员单位和日期、信息采集人员单位和日期，提示下一检查机构及科室和日期。提供管理一批检查对象和单个对象的功能。

（2）实验室检查：查询并选定检查对象。获取或填报检查结果。发布检查结果、提供或打印检查结果。提供从基本医疗服务模块自动获取检查信息的功能。记录业务操作人员单位和日期、信息采集人员单位和日期，提示下一检查机构及科室和日期。提供管理一批检查对象和单个对象的功能。

支持各检查环节独立采集信息，也支持一次采集各检查环节的信息。

自动关联慢性病患者健康管理的其他疾病管理功能，提示既往相关疾病情况问诊或检查（如：糖尿病、脑卒中等），可自动调用相应的慢性病患者管理功能，相同信息自动填写。

3．评估与指导：查询并选定管理对象。获取和确认接收各项检查结果。支持对获取的信息进行完整性、正确性和逻辑性审查评价。根据检查结果进行评估、分类分级，提供健康教育处方和干预指导意见，指导意见包括复查建议、转诊建议。提供打印管理报告单的功能。根据检查结果调整管理计划、提示下次随访日期。提供管理一批检查对象和单个对象的功能。自动关联居民健康档案、老年人健康管理、糖尿病及其他慢性疾病管理。

4．结案管理：查询并选定管理对象，获取管理对象信息，选择结案原因（包括好转、迁出、失联、死亡等）采集结案信息。提供结案审核功能。提供死亡登记信息采集、上报及重新填报功能。

5．管理效果分析评价：对选定的辖区范围、管理时间段、经管机构及经管医师的管理效果进行分析评价，包括管理规范执行情况、随访数据质量、管理效果等进行统计分析与评价评分。生成分析评价汇总统计表，并提供下钻到个案的功能。

6．满足通用“服务提示”、“查询统计”功能要求。

本模块供给已开展慢病管理的机构使用，也可由基本医疗服务模块调用。

二、Ⅱ型糖尿病患者健康管理

1．对象管理：提供获取管理对象基本信息的功能，可通过基本医疗、健康档案、既往体检记录等途径查询并选定管理对象。建立管理对象登记表，制定管理计划。提供发送随访通知和随访预约的功能。提供管理批量对象的功能。

2．检查管理：

（1）询检管理：查询并选定检查对象。采集症状、体征和用药情况等信息等信息。提供生成检查通知单（或检查申请单）的功能。记录业务操作人员单位和日期、信息采集人员单位和日期，提示下一检查机构及科室和日期。提供管理一批检查对象和单个对象的功能。

（2）实验室检查：查询并选定检查对象。获取或填报检查结果。发布检查结果、提供或打印检查结果。提供从基本医疗服务模块自动获取检查信息的功能。记录业务操作人员单位和日期、信息采集人员单位和日期，提示下一检查机构及科室和日期。提供管理一批检查对象和单个对象的功能。

3．评估与指导：查询并选定管理对象。获取和确认接收各项检查结果。支持对获取的信息进行完整性、正确性和逻辑性审查评价。根据检查结果进行评估，提供健康教育处方和用药等干预指导意见，指导意见包括复查建议、转诊建议。提供打印报告单的功能。根据检查结果调整管理计划、提示下次随访日期。提供管理一批检查对象和单个对象的功能。自动关联慢性病患者健康管理的其他疾病管理功能，提示既往相关疾病情况问诊或检查（如：糖尿病、脑卒中等），可自动调用相应的慢性病患者管理功能，相同信息自动填写。自动关联居民健康档案、老年人健康管理。

支持各检查环节独立采集信息，也支持一次采集各检查环节的信息。

4. 结案管理：查询并选定管理对象，获取管理对象信息，选择结案原因（包括迁出、失联、死亡等）采集结案信息。提供结案审核功能。提供死亡登记信息采集、上报功能。

5. 管理效果分析评价：对选定的辖区范围、管理时间段、经管机构及经管医师的管理效果进行分析评价，包括管理规范执行情况、随访数据质量、管理效果等进行统计分析与评价评分。生成分析评价汇总统计表，并提供下钻到个案的功能。

6. 满足通用“服务提示”、“查询统计”功能要求。

本模块供给已开展慢病管理的机构使用，也可由基本医疗服务模块调用。

三、其他慢性疾病管理

根据国家重大公共卫生服务项目的要求设立其他慢性疾病管理模块，可从门诊诊疗等途径获取管理对象，制定管理计划，采集提供相关服务记录表信息，根据采集的信息按服务流程进行评估、分类，提供干预指导意见。提供服务提示、综合查询、统计报表、转诊、转归结案功能。提供管理效果分析评价功能，能将管理信息记入个人健康档案。支持各检查环节独立采集信息，也支持一次采集各检查环节的信息。自动关联高血压、糖尿病等慢病管理，提示既往相关疾病情况问诊或检查，可自动调用相应的慢性病患者管理功能，相同信息自动填写。自动关联居民健康档案、老年人健康管理。

本模块供给已开展慢性病患者管理的机构使用，也可由基本医疗服务模块调用。

第九节 重性精神疾病患者管理

软件提供从门诊诊疗等途径获取管理对象信息的功能，查询并选定管理对象，提供采集健康体检表、重性精神病患者个人信息补充表的功能，提供采集随访服务记录表信息的功能，根据采集的信息按服务流程进行评估、分类，提供干预指导意见，制定管理计划。提供服务提示、综合查询、统计报表、转诊、转归结案功能。提供管理效果分析评价功能，能将管理信息记入个人健康档案。支持各检查环节独立采集信息，也支持一次采集各检查环节的信息。

第十节　传染病和突发公共卫生事件的管理

一、信息维护

提供信息维护功能，包括传染病宣教知识维护，传染病管理规则（包括传染病分类、名称、报出时限、上报项目、访视方案、治疗方案、干预措施的评估方法等）维护，传染病处置预案的维护等。

二、信息采集

提供信息采集功能，包括获取传染病人资料、疫情事件资料及“传染病报告卡”和“突发公共卫生事件相关信息报告卡”等信息，获取传染病疫情处置及相关信息。提供对获取的信息进行数据阈值审核、逻辑审查、关联审核功能。提供疫情信息审核、上报、订正、补报等功能。

三、分析评估

根据获取的信息提供干预方案、指导意见。提供为重大疾病、危重病人、重大事件制订服务计划及服务计划的提示查询功能。提供效果评估功能，包括对特定病人、特定时间段管理效果评估，对所经管病人的管理效果分析评估。

第十一节　中医药健康管理

一、老年人中医药健康管理服务

对象管理：提供获取管理对象基本信息的功能，可通过基本医疗、健康档案、既往体检记录等途径查询并选定管理对象。建立管理对象登记表。提供发送随访通知和随访预约的功能。提供管理批量对象的功能。

询检与指导：查询并选定检查对象。采集“老年人中医药健康管理服务记录表”前 33 项问题的信息，对获取的信息进行完整性、正确性和逻辑性审查，根据采集信息自动统计评分，根据“体质判定标准表”提供体质辨识、结果判定的辅助提示。根据结果提供中医药保健指导处方及指导意见。提供打印老年人中医药健康管理服务报告单的功能。自动关联居民健康档案、老年人健康管理。支持各检查环节独立采集信息，也支持一次采集各检查环节的信息。

结案管理：查询并选定管理对象，获取管理对象信息，选择结案原因（包括迁出、失联、死亡等）采集结案信息。提供结案审核功能。提供死亡登记信息采集、上报及重新填报功能。

服务效果分析评价：对选定的辖区范围、管理时间段、经管机构及经管医师的服务效果进行分析评价，包括服务规范执行情况、服务数据质量、服务效果等进行统计分析与评价评分。生成分析评价汇总统计表,并提供下钻到个案的功能。

满足通用“服务提示”、“查询统计”功能要求。本模块供给已开展老年人中医药健康管理的机构使用，也可由老年人健康管理模块调用。

二、儿童中医药健康管理服务

对象管理：提供获取管理对象基本信息的功能，可通过基本医疗、健康档案、既往体检记录等途径查询并选定管理对象。建立管理对象登记表。提供发送随访通知和随访预约的功能。提供管理批量对象的功能。

服务与指导：查询并选定管理对象。根据管理对象年龄向家长提供儿童中医饮食调养、起居活动指导；提供摩腹、捏脊方法和穴位按揉方法等健康指导意见打印功能。自动关联居民健康档案、儿童健康检查管理。

结案管理：查询并选定管理对象，获取管理对象信息，选择结案原因（包括转归、迁出、失联、死亡等）采集结案信息。提供结案审核功能。提供死亡登记信息采集、上报功能。

服务效果分析评价：对选定的辖区范围、管理时间段、经管机构及经管医师的服务效果进行分析评价，包括服务规范执行情况、服务数据质量、服务效果等进行统计分析与评价评分。生成分析评价汇总统计表,并提供下钻到个案的功能。

满足通用“服务提示”、“查询统计”功能要求。本模块供给已开展儿童中医药健康管理的机构使用，也可由儿童健康检查模块调用。

第十二节　卫生监督协管的信息管理

一、信息采集

提供信息采集功能，包括获取食品安全、职业卫生、饮用水卫生安全、学校卫生、非法行医和非法采供血的信息，获取“卫生监督协管信息报告登记表”等信息，获取“卫生监督协管巡查登记表”及相关信息。

二、审核与上报

提供审核功能，对获取的信息进行数据阈值审核、逻辑审查、关联审核功能。提供上报功能,包括对卫生监督协管信息的审核、上报、订正、作废等功能。

三、干预指导

提供干预指导功能，根据获取的信息提供干预方案、指导意见。提供职业病防治健康指导、学校卫生宣传、学生健康教育等知识库。

四、查询统计

满足通用“服务提示”、“查询统计”功能要求。提供卫生监督协管信息报告登记表、卫生监督协管巡查登记表统计查询功能。

第十三节　村医工作站 / 社区卫生服务站工作站

为村医以及社区卫生服务站医务人员开展公共卫生服务、基本医疗服务、医疗保障服务和药品管理提供信息技术支持和信息管理服务。其管理模块能及时提示当前每项工作应实施的内容和对象，统计已完成工作的数量，并对服务质量和效果进行评估，为提高村卫生室或社区卫生服务站的工作效率、提高服务质量、规范服务行为提供技术支持。

一、权限配置

本功能由县区卫生行政部门使用。为村医工作站或社区卫生服务站配置可操作调用的功能模块，可管理的服务对象及人群，可查看的健康档案及医疗文书，可录入及修改的健康档案及医疗文书。

二、公共卫生服务

提供获取就诊对象基本信息的功能（包括儿童是第几胎、是否已申报出生信息、是否已领取独生子女证、是否系省内或跨省流动等人口信息），可通过健康档案、既往就诊记录等途径查询并选定管理对象。根据需要调用健康档案管理模块，根据服务对象属性调用对应的公共卫生服务模块。

三、门诊诊疗服务

提供获取就诊对象基本信息的功能，可通过健康档案、既往就诊记录等途径查询并选定管理对象。提供门诊服务记录（门诊病历）管理功能，可根据存在的健康问题按已设定的模板采集健康服务信息，或按规范格式书写门诊病历（日志），可根据就诊服务对象存在的健康问题调取对应的干预指导建议和健康教育处方，提供干预指导建议和健康教育处方修改和保存复用的功能，提供干预指导建议和健康教育处方的打印功能。提供调用转诊模块的功能。提供对门诊服务记录和门诊病历（日志）的完整性和正确性进行审查提示的功能。提供查询常见疾病诊疗信息和有关技术资料的功能。

提供为服务对象开出药品和诊疗处方的功能，提供处方模板调用功能、处方模板修改保存复用功能，提供处方的审核、计价收费、打印费用明细和农合（医保）补偿核算的功能。提供收据管理功能，能实现处方与收据关联、处方与库存关联。提供费用日结及结算功能。提供中医中药处方管理功能。提供对处方的完整性和合理性进行审查提示的功能。提供处方流程设置功能，处方管理流程可设置为开立、计费、发药一步完成的流程，也可设置为分步完成的流程。

提供从儿童身高体重测量仪等检验检查设备获取并查询相关结果信息的功能。

四、药品管理

提供药品申购（采购、请领）、入库（调拨）、销售、盘存、调价功能；提供药品效期管理功能。提供查询药品的编码、使用说明、合理用药等信息的功能。

五、门诊补偿管理

提供查询并选定医保对象的功能（包括读取医保卡信息），能获取医保对象的参保基本信息和就诊补偿信息，能完善和补充参保对象的个人信息、家庭信息和下年度参保信息，提供办理补偿申报、审核和结算、打印补偿清单的功能。

六、培训学习

提供接受上级部门政策培训、业务培训等各类培训计划的功能。提供远程实时视频或多媒体课件在线下载功能。提供网上传送考题考卷和答卷的功能。

七、签约服务协议管理

提供服务协议模板，获取服务协议基本信息，根据服务协议生成服务计划，记录服务协议执行情况。提供服务协议续签、结案功能。

八、查询统计

满足通用“服务提示”、“查询统计”功能要求。查询辖区内人口构成情况、不同人群的患病及就医转诊情况、需要复诊和进行随访服务对象的情况。查询统计包括药品销售情况查询统计、药品库存查询统计、处方查询统计、就诊对象查询统计、健康档案查询、公共卫生服务查询统计、门诊服务记录查询统计、门诊收费查询统计、收费明细查询统计、基药使用的查询统计、门诊补偿查询统计等。提供自动生成各类统计报表的功能。提供追踪工作进度的功能，提供工作进程和工作质量的统计功能。

第四章

基本医疗服务管理功能设计

基本医疗服务功能为基层医疗卫生机构开展基本医疗服务提供信息技术支持和信息管理服务。系统以提高医疗服务质量、保障医疗安全、方便群众就医、提升医疗服务管理水平为目标，包括门诊费用管理、门诊医生工作站、门诊护士工作站、检查检验信息管理、住院管理、住院医生工作站、住院护士工作站、手术室信息管理、药库管理、药房管理、物资设备管理、人事管理、财务管理、医院综合查询等主要功能模块。

第一节 门诊费用管理

一、门急诊挂号

提供查询并选定就诊对象的功能，包括通过查询既往就诊记录或查询健康档案等途径来选定就诊对象、获取就诊对象的基本信息；提供为就诊对象办理医疗卡、储值卡的功能。实现对农合、医保、公费、自费、免费等不同身份的病人挂号，能快速选择诊别、科室、号别、医生，生成挂号信息，显示打印挂号单，并产生就诊病人基本信息。

提供现金、读卡等多种收费方式。提供窗口挂号、预约挂号、电话挂号、自助挂号的功能。提供消号、换号、退号等功能。提供门诊病案管理功能。提供收据管理和收费结账核算功能；提供挂号收入与诊疗关联、挂号收入与会计收入关联的功能。提供管理各类医疗卡、储值卡的功能。

提供号表及诊室维护、服务提示、综合查询、统计报表的功能。自动与财务管理、门诊划价收费、门诊医生工作站、公共卫生服务模块进行关联。

二、划价收费

提供查询并选定缴费对象、获取费用信息的功能。提供自动划价、取整划价和提示找零功能。提供中草药划价功能。药品划价可关联库存，可管理处方效期。提供使用现金、银行卡、医保卡、储值卡及各类诊疗卡办理结算的功能。提供预交金管理、储值卡记账结算的功能；能按设定的规则和就诊日期时段等为特定对象减免费用。能获取参合农民的基本信息和既往补偿信息，办理新农合补偿的即时结报，提供新农合审核结算、费用监管的功能。提供打印并显示收据、清单和结算单的功能，提供根据项目单独或组合打印收据、重新打印收据的功能。

提供有权限控制的退款功能。提供收据管理功能，提供收据号和机器生成号同步管理收据、设置调整收据格式的功能，提供收据核销和归集功能。实现诊疗活动与业务收入、药品使用与业务收入、检查检验治疗与业务收入的相互关联。提供收费的结账核算和台账管理功能，能按会计科目和业务项目分别结账核算，能按会计日期和业务日期分别结账核算。

提供灵活快捷查询药品、材料和医疗服务项目信息的功能。提供有权限控制的价格及费用套餐维护、服务提示、综合查询、统计报表的功能；自动与财务管理、门急诊挂号模块进行关联。

提供划价收费的应急管理功能，能实现权限管理下的单机划价收费和打印收据的功能，并有将单机划价收费信息与联机划价收费信息合并的功能。

第二节　门诊医生工作站

一、对象管理

提供查询并选定就诊对象的功能，包括从挂号列表、既往就诊记录和健康档案中查询并选定就诊对象，获取基本信息。提供为就诊对象建立基本信息的功能（简易挂号功能）。自动关联健康档案模块，为没有建立健康档案的个人采集基本信息建立基础档案。

二、诊疗服务

提供查询就诊对象的健康档案的功能，可根据就诊对象的健康问题调用相应的公共卫生服务模块。提供特殊对象的公共卫生服务功能，包括为育龄妇女调用增补叶酸模块、为孕妇调用孕产妇系统管理模块、为儿童调用儿童健康管理模块、为老年人调用老年人健康管理模块、为慢性病患者调用慢性病患者健康管理模块、为重性精神疾病患者调用重性精神疾病患者管理模块的功能。提示对 30 岁以上就诊对象进行首诊测量血压。

遵照《病历书写基本规范》要求书写门诊病历，提供调用病历、医嘱等模板的功能，有对模板进行修改补充及保存复用的功能。提供开立检查、检验、治疗的医嘱及申请单，提供获取各类报告单信息，确认已接收报告单的功能。管理中西药处方，显示和打印处方、病历。提供查询药品信息、费用信息、历次就诊信息、检验检查结果，并进行比较的功能。提供医疗安全警示功能，包括按规则自动对门诊病历、处方的完整性和合理性进行审查，对有创检查和治疗给予告知提示，对抗菌药及输液等给予合理用药的提示。

三、健康指导

根据诊断提供健康教育、指导意见和告知事项，提供打印健康教育、指导意见和告知书的功能。提供健康教育资料指导意见和告知事项的修改补充功能、及保存复用功能。

四、业务协同

管理和上报各类工作台账和传染病报告卡、死亡医学证明书等文书报表。提供入院、转诊功能。实现诊疗项目与会计收入、处方与药品收入、申请单与报告单的相互关联。提供将诊疗活动信息记入个人健康档案的功能，包括将孕妇诊疗信息记入孕产妇系统管理模块，将儿童诊疗信息记入儿童健康管理模块，将老年人诊疗信息记入老年人健康管理模块，将慢性病患者诊疗信息记入慢性病患者健康管理模块，将重性精神疾病患者诊疗信息记入重性精神疾病患者管理模块。

五、查询统计

满足通用“服务提示”、“查询统计”功能要求，包括提示当前应完成的业务，按科室或医师统计已完成公共卫生服务和基本医疗服务的数量，按科室或医师汇总统计抗菌药物使用及合理检查、合理治疗、合理用药等指标，按科室或医师汇总统计医保指标。

六、系统维护

提供套餐及模板维护功能。

第三节　门诊护士工作站

一、对象管理

提供查询并选定就诊对象的功能，获取就诊对象的基本信息。

二、护理管理

采集护理记录单、体温单信息，打印体温单、统领药单、摆（发）药单、各类治疗卡、执行单、输液记录卡及瓶签；提供门诊输液管理功能；提供采血、注射等治疗执行确认和记录执行信息的功能。提供对护理信息的完整性和合理性进行审查的功能，提供对危重情况和危急值的报警提示功能。提供护理材料及治疗费的开立和退费功能。提供查询并打印费用清单的功能，包括“一日清单”、明细清单、项目汇总清单和费用分类汇总单。管理各类健康教育处方和医疗知情同意书，向病人提供健康教育指导表和有关告知事项，提供打印健康教育指导表和有关告知事项书的功能。自动与医生工作站、药品管理、住院管理和公共卫生服务模块进行关联。

三、查询统计

管理和上报各类工作台账、统计报表。提供查询药品信息、费用信息、检验检查结果的功能。满足通用“服务提示”、“查询统计”功能要求。

第四节 超声 / 内镜 / 病理 / 检验信息管理

一、申请管理

提供获取检查检验申请单的功能，提供查询并选定检查对象的功能，提供采集被检对象基本信息或送检标本信息的功能。提供确认检查检验单已接收并管理，记录接收科室、接收人及日期时间等信息的功能。

二、执行管理

提供检查检验的执行管理功能，包括管理执行科室人、执行人及日期时间等信息的功能。提供导入或录入检查检验结果，并对检查检验报告的完整性和合理性进行审查的功能。提供发布检查检验结果、发出打印报告单的功能。提供危重情况和危急值的报警提示功能。提供权限管理下的检查检验材料及费用的开立和退费功能。

三、批量管理

提供检查检验的批量管理功能，包括批量检查对象的选定功能、通知功能，检查对象排队功能（安排检查号）、检查信息批量采集功能、检查报告批量打印功能及下次检查预告功能。

四、统计分析

满足通用“服务提示”、“查询统计”功能要求。管理和上报各类工作台账、统计报表。提供危重情况和危急值的维护功能。自动与医生工作站、住院管理和公共卫生服务模块进行关联。

五、系统扩展

根据机构发展建设的需要，可配置功能更完备的科室 / 院级临床检验信息管理系统（LIS）、医学影像信息系统（PACS）、心电系统等，也可以构建区域检验（影像）中心。

第五节　住院管理

一、对象管理

提供查询并选定入院对象的功能，获取入院对象的基本信息，按有关规定（如农村孕妇、新农合、医保、医疗救助等）采集入院登记表信息；支持办理入院、出院、出院召回和转院手续。支持安床、加床、转床、包床、包房、转科和母婴床的管理。

二、费用管理

管理预交金的收、付和低限警示，管理欠费。获取医嘱费用信息，办理划价、记账。支持办理出院结算、中途结算；支持按设定的规则为特殊对象减免费用。支持办理农村孕妇住院分娩、儿童特殊疾病救治、新农合、医保、医疗救助等补偿结报结算。支持使用现金、银行卡、医保卡及各类诊疗卡办理出院结算；打印并显示收据和结算单，能重打收据；支持有权限控制的退款。

支持收据管理，支持收据号和机器生成号同步管理，支持收据格式调整和收据核销及归集；支持费用的日、周、月、季和年度结账核算和统计科室工作量。提供费用台账管理功能，能按会计科目和业务项目分别结账核算，能按会计日期和业务日期分别结账核算。

三、病历管理

能为首次住院病人建立住院病历，获取病案首页信息，有灵活多样的病案检索方式。管理传染病报告卡、出生医学证明、死亡医学证明书等法定文书。

四、其他功能

满足通用“服务提示”、“查询统计”功能要求；支持灵活快捷查询药品、材料和医疗服务项目信息。提供有权限控制的价格及费用套餐维护、床位字典维护功能；自动与财务管理、住院医生工作站进行关联。

第六节 住院医生工作站

一、选定病人

提供查询并选定住院病人的功能，获取住院病人的基本信息，支持查询就诊对象的健康档案或为就诊对象建立健康档案。

二、文书病历管理

遵照《病历书写基本规范》要求书写住院病历，支持管理首次病程记录、入院记录、日常病程记录、上级医师查房记录、出院记录和病案首页等文书病历。支持管理产科入院记录、分娩记录、新生儿出生记录、产后病程记录和平产出院记录。提供调用病历模板的功能，提供病历模板的修改补充及保存复用功能。提供自动审查病历的时限性、完整性和合理性的功能。提供各类医疗知情同意书、告知事项的管理功能。提供病历审核签名的功能。提供按规范格式显示和打印病历的功能。

三、医嘱管理

提供开立权限内允许的长期医嘱和临时医嘱的功能，提供开立中医医嘱、开立各类申请单的功能，提供获取检查、检验、治疗等诊疗结果和报告单的功能。支持自动审查医嘱和申请单的时限性、完整性和合理性功能。提供医嘱审核签名功能，提供按规范格式显示和打印医嘱、申请单和报告单的功能。提供手术费用的记账功能，包括确认手术病人费用（手术室推送），或向手术室开放记账权限及时间等多种手术费记账方式。支持医保、新农合的费用核算与监管。自动向有关部门机构传送诊疗信息和相关的费用信息。

四、服务提示

提供医疗安全提示预警功能，包括提示当前应完成的业务事项，提示有创检查与治疗的知情告知，提示抗菌药物连续使用日数、提示危重情况和危急值等。

五、统计查询

满足通用“服务提示”、“查询统计”功能要求。提供查询药品信息、费用信息、材料信息、历次门诊和住院信息的功能，提供检验检查结果查询并进行对比分析的功能。提供按科室或医师统计医疗服务工作量的功能，提供按科室或医师汇总统计出院病人的抗菌药物使用及合理检查、合理治疗、合理用药等指标的功能，提供按科室或医师汇总统计医保指标的功能。

六、业务协同

填报传染病报告卡、出生医学证明和死亡医学证明书等法定文书。提供出院、转科、转诊功能。自动与护士工作站、药品管理、住院管理和公共卫生服务模块进行关联。

第七节　住院护士工作站

一、护理管理

查询或获取住院病人的基本信息，管理病区床位使用情况一览表。采集护理记录单、体温单要求的各项信息，提供对护理记录的时限性、完整性和合理性进行审查提示的功能，提供护理信息危急值报警功能。提供打印体温单、统领药单、摆（发）药单、治疗卡、输液记录卡及瓶签的功能。提供医嘱审核功能，提供管理医嘱执行信息的功能，包括管理各次医嘱（包括长期医嘱的各次医嘱）的审核人、执行人及执行时间等信息，提供管理治疗执行信息的功能。管理床位，支持安床、加床、转床、包床、包房、转科和母婴床的管理。提供查询病区病人费用及费用清单（包括明细清单、项目汇总清单和费用分类汇总单）、打印费用清单和催费通知单的功能。提供管理护士长工作手册、病区各类台账报表的功能。

二、产房管理

提供产房护理管理功能，管理产前、产中和产后护理记录、产程图，自动关联孕产妇管理、新生儿管理等模块，管理分娩记录、新生儿出生记录和新生儿护理记录。

三、宣教管理

管理各类健康教育处方和医疗知情同意书，有向病人提供健康教育指导表和有关告知事项的功能。提供打印健康教育指导表和有关告知事项书的功能。提供健康教育指导表和有关告知事项书的修改补充及保存复用的功能。

四、统计查询

满足通用“服务提示”、“查询统计”功能要求。支持查询药品信息、费用信息、材料信息、检验检查结果。提供查询病区病人费用及费用清单（包括明细清单、项目汇总清单和费用分类汇总单）、打印费用清单和催费通知单的功能。提供管理护士长工作手册、病区各类台账报表的功能。自动与医生工作站、药品管理、住院管理和公共卫生服务模块进行关联。

第八节　手术室信息管理

本模块适合中心卫生院,以费用管理为主,与“手术麻醉管理系统”有所区别。

一、手术管理

提供查询并获取手术申请信息和手术病人相关信息的功能，提供审批、安排手术的功能。

二、手术费用管理

提供多方式实现手术费用的记账，包括在开放的记账权限时间内记账、将费用推送给病房经治医生等方式。提供手术材料及费用的开立和退费功能。提供查询打印费用清单功能，包括明细清单、项目汇总清单和费用分类汇总单。

三、手术室医嘱管理

提供开立手术医嘱、各类申请单的功能，支持医嘱执行确认、管理各类医嘱的执行信息。可打印有关治疗单、领药单、输液记录卡及瓶签。提供获取检查、检验、治疗等诊疗结果的功能。

四、材料器械管理

提供药品及材料、器械的管理功能。

五、查询统计

满足通用“服务提示”、“查询统计”功能要求。提供查询材料信息、药品信息、费用信息、检验检查结果的功能。管理和上报各类工作台账、统计报表。

六、业务协同

自动与医生工作站、护士工作站、药品管理、住院管理和公共卫生服务模块进行关联。

第九节 药库管理

一、系统维护

提供药品字典及参数维护功能，包括维护药品名称、类别、规格、剂型、批号、价格、生产厂家、供货商、包装单位、发药单位等信息，维护医保、新农合类别和处方药标志等信息，维护基本药物的分类、采购方式、配送方式、配送企业类型等信息，维护抗菌药物、毒麻药品、精神药品的种类、贵重药品等信息。提供字典自动关联、匹配、更新、导出、导入等功能。

二、入出库管理

提供药品入库、出库、调价、盘点、报损等功能，提供导出采购计划、导入入库清单的功能，提供向门诊药房、住院药房、分院药房和村卫生室发药的功能。提供入库单与发票关联、药房领药单与库房出库单关联的功能，提供自动生成采购计划及采购（调拨）单功能。打印各类清单和执行单。

提供管理中药饮片的功能，有按入库单价核算库存、按加权单价核算库存的功能。

提供药品的有效期管理及自动报警功能。

三、药品会计

药品会计账目、药品库管账目与财务对应，与财务管理模块信息共享。按会计制度规定，提供自动报账和手工报账核算功能。

提供药品的日结、月结、年结功能；提供入库明细、出库明细、盘点明细、调价明细、报损明细等账簿的查询显示和打印功能。提供按有关属性对药品进行分类管理的功能。

四、查询统计

满足通用“服务提示”、“查询统计”功能要求，提供合理用药咨询功能，查询药品字典功能。

五、业务协同

自动与医生工作站、药房管理、住院管理和划价收费模块进行关联。

第十节 药房管理

一、发药管理

获取处方和医嘱信息，支持二级审核处方和自动审核处方，执行划价、记账、配药和多窗口发药；支持药房摆药和向病房发药；打印各类清单和执行单；支持有权限控制的退药。

提供药品的有效期管理及自动报警功能。有采集药品不良反应/事件报告表信息的功能。提供合理用药咨询功能，查询药品字典功能。

二、库存管理

提供药品入库、出库、调价、盘点、报损等功能，提供自动生成采购计划及领药（调拨）单功能。

三、药品会计

药品会计账目、药品库管账目与财务对应，与财务管理模块信息共享。按会计制度规定，提供自动报账和手工报账核算功能。

提供药品的日结、月结、年结功能；提供入库明细、出库明细、盘点明细、调价明细、报损明细等账簿的查询显示和打印功能。提供按有关属性对药品进行分类管理的功能。

四、查询统计

满足通用“服务提示”、“查询统计”功能要求。

五、业务协同

自动与医生工作站、药库管理、住院管理和划价收费模块进行关联。

第十一节　物资设备管理

查询和获取现有物资设备的清单，支持按“医用设备调查表”（国家卫生统计3表）要求采集物资、设备等信息，支持采集设备维修及完好情况的信息。

提供生成或录入采购计划单功能，提供接受请领单，办理入库、出库、调价、报损、升贬值的功能；生成入库明细、出库明细、盘点明细、报损明细等账簿及汇总数据。提供特殊物资的有效期管理及自动报警功能、设备维修及完好情况。会计账目、库管账目与财务对应，与财务管理模块信息共享。

满足通用“服务提示”、“查询统计”功能要求；自动与医生工作站、护士工作站、药品管理模块进行关联。

第十二节 人事管理

查询和获取本院工作人员名单，支持按“卫生人力基本信息调查表”（国家卫生统计 2 表）要求采集人员信息，提供人员调入调出、培训学习、职称、职务、绩效考核等信息的管理功能。

自动与医生工作站、护士工作站、公共卫生管理模块进行关联。满足通用“服务提示”、“查询统计”功能要求。能够对乡村医生的人员基本信息情况进行查询、人员增减进行统计分析。

第十三节 财务管理

支持根据会计年度、行政区域建立会计账套，设置基本参数，维护凭证类别、财务摘要，设置财务科目，定义转账关系。

查询和自动获取凭证信息，包括从门急诊挂号、划价收费、住院管理和物资设备管理模块中直接获取凭证信息，完成凭证审核；支持凭证制作与业务有关，或与业务无关。

提供凭证查询、修改、取消、分册、复制、导入、导出、过账、汇总、打印等功能。支持建立总账、明细账、银行账和现金账。获取总账、明细账、银行账、现金账、固定资产账信息。

提供银行账和现金账的登账功能。提供出纳与银行对账、出纳与会计对账功能。有录入或导入对账单功能，可产生余额调节表。有月末结转登账功能。提供会计报表生成，及会计报表查询、汇总、打印、导出、上传等功能。

提供核算管理功能。支持多种算法进行成本摊分，综合分析统计核算，各科室、病区、部门核算和分配，包括公共卫生、门诊、住院、护理、辅助诊疗等各科室的工作数量和质量的统计，药品使用情况的统计汇总。提供对科室和个人的工作量、服务质量、收入和支出等指标的统计评估。提供按已设定的质量考评指标、综合统计数据来生成全院、科室、人员的考评评估表。

满足通用“服务提示”、“查询统计”功能要求；自动与基本医疗、公共卫生、人力管理模块进行关联。

第十四节　双向转诊管理

提供病人在基层医疗卫生机构与区域大中型综合医院、专科医院间迁移信息交换、共享的功能。

1. 信息维护：提供维护上级医疗机构名称、科室名称、转诊协议等功能。

2. 转诊管理：提供转诊登记功能，对需要向定点医疗机构转出诊疗的患者转诊信息进行登记，登记结果向对应的定点医疗机构进行转输，或打印转诊单。提供转诊回执接收功能，接收来自定点机构的转诊回执。提供转诊接收登记功能，接收来自定点医疗机构的康复治疗请求。发送或打印接收回执。转诊信息向相应的康复管理或全科诊疗传送。

3. 统计查询：满足通用“服务提示”、“查询统计”功能要求。

第十五节　基层医疗卫生机构综合管理

为基层医疗卫生机构管理人员对机构的业务监管、运营管理和考核评估提供信息技术支持和信息管理服务。

一、系统设置维护

提供综合管理指标的设置功能，包括监测指标设置、统计查询的内容与条件参数维护，实时监管指标的更新周期、统计查询的更新周期及更新时点的设置及维护功能。

二、实时监管

提供实时监管功能，根据设置的条件以数据表和图形方式展示门诊各科室诊疗人次、费用及费用构成等情况，展示住院各科室病人数、住院天数、手术人数、危重病人数、当天入院人数等情况，展示出院病人人数、平均住院天数、费用及费用构成、医保属性等情况，展示辅助诊疗科室的工作量及业务开展情况。提供当天、本周、本月及同期对比情况；提供危急值的报警预警。提供重要事件的全流程监管，如给危重病人做“血清电解质测定”，即从医嘱开立、采血、标本送达、报告单发布到报告单确认流程中对各环节的执行人、执行时间等信息进行采集，监管各环节是否有延误等情况。提供各指标钻取到明细清单的功能。

三、绩效考核

提供考核评估功能，包括公共卫生、门诊、住院、护理、辅助诊疗等各科室的工作数量和质量的统计，药品使用情况的统计汇总。提供对科室和个人的工作量、服务质量、收入和支出等指标的统计评估。提供按已设定的质量考评指标、综合统计数据来生成全院、科室、人员的考评评估表。提供服务对象满意度评估功能。

四、统计查询

满足通用“服务提示”、“查询统计”功能要求。

提供公共卫生服务的查询功能，包括健康档案质量、更新频率、与基本医疗的关联情况，公共卫生服务项目完成的数量与质量，重点对象人群服务完成情况及质量，公共卫生服务按时开展及按时完成情况。

提供医疗质量查询功能，包括处方数量质量、文书病历质量、护理管理情况、检查检验数量与阳性率；基药使用情况、抗菌药物使用情况，出院病人抗菌药物控制指标统计，药品使用排名等情况。

提供医疗保障的查询功能，包括门诊住院的农合、医保病人数、诊疗总费用、可补偿费用、目录内费用、次均人均费用及结算回款等情况。

提供医院财务情况的查询功能，医疗收入、包括科室业务收入及收入构成，医疗卫生支出及构成，基本公共卫生服务补助收入及支出，重大公共卫生服务补助收入及支出；各科室人员考核评估等情况。

提供医院基本情况查询功能，包括辖区基本情况、卫生院基本情况、人员职称与资质情况、科室与床位、房屋及基建、设备、医疗服务量、公共卫生服务工作量等情况（国家卫生统计 1–2 表）。

提供各科室台账及统计报表的查询功能。

提供统计表钻取到明细清单的功能。

第十六节　数据接口

提供基于 WEB SERVICE 的标准数据接口，包括与人口健康区域信息平台等平台接口，向国家传染病报告系统、国家儿童预防接种信息报告管理系统、医疗保障系统、妇幼保健信息系统等提供数据。支持与相关硬件设备（包括儿童身高体重测量仪、健康管理一体机、读卡器、LED 显示屏、自助设备以及相关检验 / 检查设备等）的对接。支持符合国家标准的居民健康卡的使用，通过居民健康卡能够实现居民电子健康档案的调阅以及新农合报销和城镇医保报销，实现居民健康信息动态管理，支持居民健康卡在基层医疗卫生机构门诊住院一卡通用，贯穿于挂号、就诊、检查化验、取药、住院、费用结算等医疗服务流程中，达到优化医院服务流程的效果。

| 第五章 |

基层医疗卫生综合管理功能设计

第一节　概述

基层医疗卫生综合管理为上级卫生行政管理部门对基层医疗卫生机构的公共卫生服务和基本医疗服务进行业务监管、考核评估提供信息技术支持和信息管理服务，包括绩效管理、信息发布、统计报表、业务监测、医疗卫生服务协同、票证管理、综合查询、数据管理、系统维护等模块。

第二节　绩效管理

一、指标维护

提供定义绩效指标的功能，包括指标名称、分级（指标、分指标）、指标说明、来源（系统统计、参数维护、采集调查、指标结果录入）、标准值、算法、分类属性（公共卫生、基本医疗、新农合）、运算规则等，提供运算规则的文本描述说明。提供指标新增、修改、停用、启用等维护功能。提供考核政策维护功能，包含政策的名称、生效的时间、政策覆盖的时间范围、维护人信息等；根据实际的考核政策，从指标库中去选定本年度考核指标，选定指标获取的时间段和截止的日期时间。基层卫生信息系统常用绩效考核指标可参考表 5–1。

二、指标获取

提供考核指标采集功能，对没有算法的指标或参数，如来源为“指标结果录入”与“参数维护”的指标、提供指标值的录入功能，包括录入政策时间、行政机构代码、指标代码、指标名称、指标描述、指标值、录入人、录入机构、录入时间等信息。提供调查信息的录入功能，录入考核人员的现场调查、抽查信息，包括调查领域、指标代码、指标名称、调查主体、调查主题、调查内容、调查结果（合格或不合格）、调查人、调查机构、调查时间以及根据调查抽查结果生成的对应指标，并形成调查清单。

三、指标运算

提供绩效指标统计功能，根据已经制定的考核政策及考核指标的运算规则（统计口径、数据来源），统计绩效数据，生成指标列表。提供绩效考核指标解析功能。

四、指标展现

提供绩效考核查询功能，提供综合查询和单一指标查询功能，提供查询指标的展现及逐级“钻取”功能,实现各指标向下“钻取”功能,如综合指标“钻取”到分指标、指标“钻取”到源数据。提供绩效考核统计表管理功能，包括统计的定义、修改及统计周期等；提供统计表展现功能，既可按选定的单表进行展示，又可按表格的汇总级别逐级“钻取”展示所有表格，表格中数据可按选定的列进行排序，能以图形、图表方式显示所选的数据。常用统计表格式可参考表 5–2 ~ 表 5–17。

五、其他要求

满足通用“查询统计”功能要求；自动与公共卫生、基本医疗模块进行关联。

表 5–1 基层医疗卫生信息系统常用绩效考核指标

类别	指标名称	指标算法	分指标	来源	对应产生数据集名称
公共卫生服务	健康档案建档率	建档人数 / 辖区内常住居民数 ×100%	建档人数	系统统计	个人基本信息
			区域总人口数	参数维护	
	健康档案合格率	抽查填写合格的档案份数 / 抽查档案总份数 ×100%	抽查填写合格的档案份数	采集调查	
			抽查档案总份数	采集调查	
	健康档案使用率	抽查档案中有动态记录的档案份数 / 抽查档案总份数 ×100%	抽查档案中有动态记录的档案份数	采集调查	
			抽查档案总份数	采集调查	
	发放健康教育印刷资料的种类和数量	发放健康教育印刷资料的种类和数量	种类和数量	系统统计	健康教育活动记录
	播放健康教育音像资料的种类、次数和时间	播放健康教育音像资料的种类、次数和时间	种类、次数、时间	系统统计	健康教育活动记录
	健康教育宣传栏设置和内容更新情况	健康教育宣传栏设置和内容更新情况		考核指标结果录入	
	举办健康教育讲座和健康教育咨询活动的次数	举办健教活动的次数		系统统计	健康教育活动记录
	举办健康教育讲座和健康教育咨询活动的参加人数	举办健教活动的参加人数		系统统计	健康教育活动记录

（续表）

类别	指标名称	指标算法	分指标	来源	对应产生数据集名称
公共卫生服务	老年居民健康管理率	接受健康管理人数/年内辖区内65岁及以上常住居民数×100%	接受健康管理人数	系统统计	个人基本信息 老年生活能力评估
			年内辖区内65岁及以上常住居民数	系统统计	个人基本信息
	老年居民健康体检表完整率	抽查填写完整的健康体检表数/抽查的健康体检表数×100%	抽查填写完整的健康体检表数	采集调查	
			抽查的健康体检表数	采集调查	
	传染病疫情报告率	报告卡片数/登记传染病病例数×100%	报告卡片数	系统统计（在未与国家直报系统对接前，采用指标结果填报方式）	传染病报告卡（是否及时）
			登记传染病病例数	系统统计（在未与国家直报系统对接前，采用指标结果填报方式）	传染病报告卡
	高血压患者健康管理率	年内已管理高血压人数/年内辖区内高血压患者总人数（年内辖区内总人数×患病率）×100%	年内已管理高血压人数	系统统计	高血压管理卡
			年内辖区内总人口数	参数维护	
			高血压患病率	参数维护	
	高血压患者规范管理率	按照规范要求进行高血压患者管理的人数/年内管理高血压患者人数×100%	按照规范要求进行高血压患者管理的人数	系统统计	高血压管理卡 随访记录
			年内管理高血压患者人数	系统统计	高血压管理卡
	管理人群血压控制率	最近一次随访血压达标人数/已管理的高血压人数×100%	最近一次随访血压达标人数	系统统计	高血压管理卡 随访记录
			已管理的高血压人数	系统统计	高血压管理卡

（续表）

类别	指标名称	指标算法	分指标	来源	对应产生数据集名称
公共卫生服务	糖尿病患者健康管理率	年内已管理糖尿病患者人数 / 年内辖区内糖尿病患者总人数 ×100%	年内已管理糖尿病患者人数	系统统计	糖尿病管理卡
			年内辖区内总人口数	参数维护	
			糖尿病患病率	参数维护	
	糖尿病患者规范健康管理率	按照要求进行糖尿病患者健康管理的人数 / 年内管理糖尿病患者人数 ×100%	按照要求进行糖尿病患者健康管理的人数	系统统计	糖尿病管理卡 随访记录
			年内管理糖尿病患者人数	系统统计	糖尿病管理卡
	管理人群血糖控制率	最近一次随访空腹血糖达标人数 / 已管理的糖尿病患者人数 ×100%	最近一次随访空腹血糖达标人数	系统统计	糖尿病管理卡 随访记录
			已管理的糖尿病患者人数	系统统计	糖尿病管理卡
	重性精神疾病患者管理率	所有登记在册的确诊重性精神疾病患者数 /（辖区内 15 岁及以上人口总数 × 患病率）×100%	所有登记在册的确诊重性精神疾病患者数	系统统计	精神病管理卡
			辖区内 15 岁及以上人口总数	参数维护	
			重性精神疾病患病率	参数维护	
	重性精神疾病患者显好率	最近一次随访时分类为病情稳定的患者数 / 所有登记在册的确诊重性精神疾病患者数 ×100%	每年按照规范要求进行管理的确诊重性精神疾病患者数	系统统计	精神病管理卡 随访记录
			所有登记在册的确诊重性精神疾病患者数	系统统计	精神病管理卡
	重性精神疾病患者规范管理率	每年按照规范要求进行管理的确诊重性精神疾病患者数 / 所有登记在册的确诊重性精神疾病患者数 ×100%	最近一次随访时分类为病情稳定的患者数	系统统计	精神病管理卡 随访记录
			所有登记在册的确诊重性精神疾病患者数	系统统计	精神病管理卡

（续表）

类别	指标名称	指标算法	分指标	来源	对应产生数据集名称
公共卫生服务	健康档案新增中的合格份数	统计时段内新增加的健康档案的基本信息表的份数		系统统计	个人基本信息
	健康档案新增的合格率%	抽查填写合格的档案份数/抽查新增档案总份数×100%	抽查填写合格的档案份数	采集调查	
			抽查新增档案总份数	采集调查	
	健康档案专项有更新人数	统计时段内高血压病、糖尿病、精神病、其他慢病专项管理对象、新增加了随访记录的对象个数		系统统计	相关专项管理卡随访记录
	健康档案专项新增次数	统计时段内高血压病、糖尿病、精神病、其他慢病专项管理对象、新增加了随访记录的记录数		系统统计	相关专项管理卡随访记录
	疫情处理散发处理数	“散发”类（按所登记的某种传染病病种的人数在某值范围内的为散发）传染病的登记数		考核指标结果录入	
	疫情处理记录分			考核指标结果录入	
	疫情暴发处理数	“暴发”类（按所登记的某种传染病病种的人数在某值范围以上的为暴发）传染病的登记数		考核指标结果录入	
	疫情暴发处理记录分			考核指标结果录入	
	肺结核追踪管理数			考核指标结果录入	
	肺结核追踪管理率%			考核指标结果录入	

（续表）

类别	指标名称	指标算法	分指标	来源	对应产生数据集名称
公共卫生服务	艾滋病追踪管理数			考核指标结果录入	
	艾滋病追踪管理率%			考核指标结果录入	
	重症精神病患者管理资料完整率%			考核指标结果录入	
	新生儿访视率	年度辖区内接受1次及以上访视的新生儿人数/年度辖区内活产数×100%	年度辖区内接受1次及以上访视的新生儿人数	系统统计	新生儿访视记录表
			年度辖区内活产数	参数维护	
	儿童健康管理率	年度辖区内接受1次及以上随访的0～6岁儿童数/年度辖区内应管理的0～6岁儿童数×100%	年度辖区内接受1次及以上随访的0～6岁儿童数	系统统计	儿童健康检查记录表
			年度辖区内应管理的0～6岁儿童数	参数维护	
	儿童系统管理率	年度辖区内按相应频次要求管理的0～6岁儿童数/年度辖区内应管理的0～6岁儿童数×100%	年度辖区内按相应频次要求管理的0～6岁儿童数	采集调查	儿童健康检查记录表
			年度辖区内应管理的0～6岁儿童数	参数维护	
	早孕建册率	辖区内孕12周之前建册的人数/该地该时间段内活产数×100%	辖区内孕12周之前建册的人数	系统统计	孕产妇初检记录表
			该地该时间段内活产数	参数维护	
	产前健康管理率	辖区内按照规范要求在孕期接受5次及以上产前随访服务的人数/该地该时间段内活产数×100%	辖区内按照规范要求在孕期接受5次及以上产前随访服务的人数	采集调查	孕产妇复检记录表
			该地该时间段内活产数	参数维护	

（续表）

类别	指标名称	指标算法	分指标	来源	对应产生数据集名称
公共卫生服务	产后访视率	辖区内产后28天内的接受过产后访视的产妇人数/该地该时间段内活产数×100%	辖区内产后28天内的接受过产后访视的产妇人数	系统统计	孕产妇产后随访表
			该地该时间段内活产数	参数维护	
	预防接种建证率	年度辖区内建立预防接种证人数/年度辖区内应建立预防接种证人数×100%	年度辖区内建立预防接种证人数	系统统计	
			年度辖区内应建立预防接种证人数	参数维护	
	某种疫苗接种率	年度辖区内某种疫苗年度实际接种人数/某种疫苗年度应接种人数×100%	年度辖区内某种疫苗年度实际接种人数	系统统计	预防接种卡
			某种疫苗年度应接种人数	参数维护	
	一类疫苗接种记录完整率%	抽样一类疫苗完整接种的人数/抽查接种一类疫苗的人数×100%	抽样一类疫苗完整接种的人数	采集调查	预防接种记录表
			抽查接种一类疫苗的人数	采集调查	
	群体接种记录完整率%			考核指标结果录入	
承担新农合工作	填报参合信息记录数	每年填报参合农民信息的记录数		系统统计	农合接口获取参合信息
	补充新农合个人基本信息的记录数	每年维护参合农民基本信息的记录数（含补充申报新增的参合农民个数）		系统统计	农合接口获取参合信息
	新农合门诊人数	年内参合农民门诊的人数		系统统计	门诊挂号表 门诊病历信息表
	新农合门诊人次	年内参合农民门诊的人次数		系统统计	门诊挂号表 门诊病历信息表
	新农合门诊次均费用	年内参合农民门诊的总费用/年内参合农民门诊的人次数×100%	年内参合农民门诊的总费用	系统统计	门诊挂号表 门诊收费表
			年内参合农民门诊的人次数	系统统计	门诊挂号表 门诊病历信息表

（续表）

类别	指标名称	指标算法	分指标	来源	对应产生数据集名称
承担新农合工作	新农合门诊次均补偿费用	年内参合农民门诊的总补偿额／年内参合农民门诊的人次数×100％	年内参合农民门诊的总补偿额	系统统计	门诊挂号表 门诊收费表
			年内参合农民门诊的人次数	系统统计	门诊挂号表 门诊病历信息表
	新农合门诊检查费占总费用比例	年内参合农民门诊的检查费／年内参合农民门诊的总费用×100％	年内参合农民门诊的检查费	系统统计	门诊挂号表 门诊收费明细
			年内参合农民门诊的总费用	系统统计	门诊挂号表 门诊收费表
	新农合门诊治疗费占总费用比例	年内参合农民门诊的治疗费／年内参合农民门诊的总费用×100％	年内参合农民门诊的治疗费	系统统计	门诊挂号表 门诊收费明细
			年内参合农民门诊的总费用	系统统计	门诊挂号表 门诊收费表
	新农合门诊药品费占总费用比例	年内参合农民门诊的药品费／年内参合农民门诊的总费用×100％	年内参合农民门诊的药品费	系统统计	门诊挂号表 门诊收费明细
			年内参合农民门诊的总费用	系统统计	门诊挂号表 门诊收费表
	新农合门诊基本药物占药品费比例	年内参合农民门诊的基本药物费／年内参合农民门诊的药品费×100％	年内参合农民门诊的基本药物费	系统统计	门诊挂号表 药品字典＋门诊收费明细
			年内参合农民门诊的药品费	系统统计	门诊挂号表 门诊收费明细
	新农合门诊抗菌药费占药品费比例	年内参合农民门诊的抗菌药费／年内参合农民门诊的药品费×100％	年内参合农民门诊的抗菌药费	系统统计	药品字典＋门诊挂号表 门诊收费明细
			年内参合农民门诊的药品费	系统统计	门诊挂号表 门诊收费明细
	新农合门诊有抗菌药物处方占总处方的比例	含抗菌药物的参合门诊处方分数／参合门诊的总处方数×100％	含抗菌药物的参合门诊处方分数	系统统计	门诊挂号表 药品字典＋门诊收费明细
			参合门诊的总处方数	系统统计	门诊挂号表 门诊收费明细
	新农合住院人	年内参合农民住院的人数		系统统计	住院登记表 住院患者信息表

（续表）

类别	指标名称	指标算法	分指标	来源	对应产生数据集名称
承担新农合工作	新农合住院人次	年内参合农民住院的人次数			住院登记表 住院患者信息表
	新农合住院次均费用	年内参合农民住院的总费用／年内参合农民住院的人次数 ×100%	年内参合农民住院的总费用	系统统计	住院登记表 出院结算表
			年内参合农民住院的人次数	系统统计	住院登记表 住院患者信息表
	新农合住院日均费用	年内参合农民住院的总费用／年内参合农民住院的总天数 ×100%	年内参合农民住院的总费用	系统统计	住院登记表 出院结算表
			年内参合农民住院的总天数	系统统计	住院登记表 住院患者信息表
	新农合住院次均补偿费用	年内参合农民住院的总补偿费用／年内参合农民住院的人次数 ×100%	年内参合农民住院的总补偿费用	系统统计	住院登记表 出院结算表
			年内参合农民住院的人次数	系统统计	住院登记表 住院患者信息表
	新农合住院检查费占总费用比例	年内参合农民住院的检查费／年内参合农民住院的总费用 ×100%	年内参合农民住院的检查费	系统统计	住院登记表 住院费用明细表
			年内参合农民住院的总费用	系统统计	住院登记表 出院结算表
	新农合住院治疗费占总费用比例	年内参合农民住院的治疗费／年内参合农民住院的总费用 ×100%	年内参合农民住院的治疗费	系统统计	住院登记表 住院费用明细表
			年内参合农民住院的总费用	系统统计	住院登记表 出院结算表
	新农合住院药品费占总费用比例	年内参合农民住院的药品费／年内参合农民住院的总费用 ×100%	年内参合农民住院的药品费	系统统计	住院登记表 住院费用明细表
			年内参合农民住院的总费用	系统统计	住院登记表 出院结算表
	新农合住院基本药物占药品费比例	年内参合农民住院的基本药物费／年内参合农民住院的药品费 ×100%	年内参合农民住院的基本药物费	系统统计	住院登记表 药品字典＋住院费用明细表
			年内参合农民住院的药品费	系统统计	住院费用明细表
	新农合住院抗菌药费占药品费的比例	年内参合农民住院的抗菌药费／年内参合农民住院的药品费 ×100%	年内参合农民住院的抗菌药费	系统统计	住院登记表 药品字典＋住院费用明细表
			年内参合农民住院的药品费	系统统计	住院登记表 住院费用明细表

（续表）

类别	指标名称	指标算法	分指标	来源	对应产生数据集名称
基本医疗服务	基本医疗人数	门诊住院的总人数		系统统计	门诊患者信息表＋住院患者信息表
	基本医疗人次数	门诊住院的总人次数		系统统计	门诊患者信息表＋住院患者信息表
	开展医疗服务项目数	机构启用的医疗服务项目数据		考核指标结果录入	
	中医药服务人次数	开出中药、中草药处方的总数		系统统计	药品字典＋门诊收费明细表
	中药、中草药费用占药品费比例	中药、中草药费用/门诊的总药品费用×100%	中药、中草药费用	系统统计	药品字典＋门诊收费明细表
			门诊的总药品费用	系统统计	门诊收费表

基层医疗卫生信息系统常用绩效考核统计表格式：

表 5–2 ××县公共卫生服务绩效考核评分情况一览表

行政区划	总人口	评分合计	健康档案	健康教育	预防接种	儿童保健	传染病防治	孕产妇保健	老年人保健	高血压管理	糖尿病管理	精神病管理	中医药健康	卫生协管
1	2	3	4	5	6	7	8	9	10	11	12	13	14	15
项目分		100	10	10	15	12	12	10	8	5	5	5	5	3
本月合计														
年度累计														
甲乡本月														
甲乡年度														
乙乡本月														
乙乡年度														
……														

项目分：各地可根据具体情况进行调整。

表 5–3 ××县健康档案评分情况统计

单位名称	合计分	合计份数	新建份数	建档率%	建档率评分	年内新增	新增中合格份数	新增的合格率%	合格率评分	专项有更新人数	专项新增次数	使用率%	更新率评分
1	2	3	4	5	6	7	8	9	10	11	12	13	14
合计													
甲乡													
乙乡													
……													

参数表中的评分参数：建档率≥50%，5分；合格率%≥50%，5分；使用率%%≥50%，5分；使用率＝11/3×100%

表 5–4 ××县健康教育评分情况统计

单位名称	合计分	宣传资料（书、册）		宣传资料（宣传单/画）		健教音像资料			健教宣传栏		宣传评分	健康讲座		健康咨询活动		活动评分
		种数	发放份数	种数	发放份数	种类	播放次	播放时间	设置个数	更新次数		举办次	参加人次	开展次	咨询人次	
1	2	3	4	5	6	7	8	9	10	11	12	13	14	15	16	17
本月合计																
年度累计																
甲乡本月																
甲乡年度																
乙乡本月																
乙乡年度																
……																

表 5–5 ××县预防接种评分情况统计

单位名称	合计分	七岁以下儿童				一类疫苗接种				群体接种				异常反应		
		总数	建卡人数	建卡率 %	评分	已接种人剂次	接种率 %	记录完整率 %	评分	已接种人剂次	接种率 %	记录完整率 %	评分	报告人次	处理人次	评分
1	2	3	4	5	6	7	8	9	10	11	12	13	14	15	16	17
本月合计																
年度累计																
甲乡本月																
甲乡年度																
乙乡本月																
乙乡年度																
……																

接种记录完整率通过规则表评分；其他指标通过参数表获分。

表 5–6 ××县预防接种情况统计（人 / 剂 / 次）

	建档人数	乙肝	卡介苗	脊灰	百白破	百破	麻风	麻腮风	A群流脑	AC群流脑	乙脑	甲肝	处理异常反应例数
1	2	3	4	5	6	7	8	9	10	11	12	13	14
本月合计													
年度累计													
甲乡本月													
甲乡年度													
乙乡本月													
乙乡年度													
……													

表 5-7 ×× 县传染病防治评分情况统计

单位名称	合计分	传染病上报					疫情处理					肺结核			艾滋病		
		发现数	网络直报数	报告率%	及时率	评分	散发处理数	处理记录分	暴发处理数	处理记录分	评分	追踪管理数	追踪管理率%	评分	追踪管理数	追踪管理率%	评分
1	2	3	4	5	6	7	8	9	10	11	12	13	14	15	16	17	18
本月合计																	
年度累计																	
甲乡本月																	
甲乡年度																	
乙乡本月																	
乙乡年度																	
……																	

表 5-8 ×× 县儿童保健评分情况统计

单位名称	合计分	七岁以下儿童			新生儿管理					儿童健康管理					体弱儿童		
		建册人数	建册率%	评分	活产数	访视人数	访视人次	访视率%	评分	体检人数	体检人次	健康管理率%	系统管理率%	评分	体弱儿童数	访视次	评分
1	2	3	4	5	6	7	8	10	10	11	12	13		14	15	16	17
本月合计																	
年度累计																	
甲乡本月																	
甲乡年度																	
乙乡本月																	
乙乡年度																	
……																	

表 5–9 ××县孕产妇保健评分情况统计

单位名称	合计分	早孕管理			孕期管理				产后管理			
		建册人数	建册率%	评分	管理人数	产前检查人次	健康管理率%	评分	产后访视人数	产后访视人次	产后访视率%	评分
1	2	3	4	5	6	7	8	10	10		11	12
本月合计												
年度累计												
甲乡本月												
甲乡年度												
乙乡本月												
乙乡年度												
……												

表 5–10 ××县老年人保健评分情况统计

单位名称	合计分	65 岁及以上人群				年内更新、新建体检表		
		管理人数	健康管理率%	评分	患慢性病人数	份数	完整率%	评分
1	2	3	4	5	6	7	8	10
本月合计								
年度累计								
甲乡本月								
甲乡年度								
乙乡本月								
乙乡年度								
……								

表 5–11 ××县高血压病管理评分情况统计

单位名称	合计分	已管理人数	随访人次	健康管理率%	评分	规范管理人数	规范管理率%	评分	血压控制率%	评分	首诊测血压%	评分
1	2	3	4	5	6	7	8	10	11	12	13	14
本月合计												
年度累计												
甲乡本月												
甲乡年度												
乙乡本月												
乙乡年度												
……												

表 5-12 ××县糖尿病管理评分情况统计

单位名称	合计分	已管理人数	随访人次	健康管理率%	评分	规范管理人数	规范管理率%	评分	血糖控制率%	评分	测血糖人次	评分
1	2	3	4	5	6	7	8	10	11	12	13	14
本月合计												
年度累计												
甲乡本月												
甲乡年度		统计	统计	统计		统计	统计		统计		统计	
乙乡本月												
乙乡年度												
……												

表 5-13 ××县重性精神病患者管理评分情况统计

单位名称	合计分	已管理人数	随访人次	管理率%	评分	规范管理人数	规范管理率%	评分	显好率%	评分	资料完整率%	评分
1	2	3	4	5	6	7	8	10	11	12	13	14
本月合计												
年度累计												
甲乡本月												
甲乡年度		统计	统计	统计		统计	统计		统计		采集	
乙乡本月												
乙乡年度												
……												

表 5-14 ××县卫生协管评分情况统计

单位名称	合计			食品安全			饮用水安全			学校卫生			非法行医			非法采供血		
	巡查次	发现数	报告数	巡查次	发现数	报告数	巡查次	发现数	报告数	巡查次	发现数	报告数	巡查次	发现数	报告数	巡查次	发现数	报告数
1	2	3	4	5	6	7	8	9	10	11	12	13	14	15	16	17	18	19
本月合计																		
年度累计																		
甲乡本月																		
甲乡年度																		
乙乡本月																		
乙乡年度																		
……																		

表 5–15 ××县中医药健康服务评分情况统计

单位名称	老年人中医药健康管理							0～36个月儿童中医药健康管理					
	常住居民	本月接受服务数	年度接受服务数	服务率%	服务记录完整份数	记录完整率%	评分	人数	本月接受服务数	年度接受服务人数	年度接受服务人次	服务率%	评分
1	2	3	4	5	6	7	8	9	10	11	12	13	14
合计													
甲乡													
乙乡													
……													

表 5–16 ××县医疗机构出院病人费用分类表

机构名称	出院病人数	总费用（元）	人均费用（元）	可报比例（%）	各类费用占总费用比例（%）					各类费用的可报比例（%）				
					检查费	抗菌药	其他药	治疗费	材料费	检查费	抗菌药	其他药	治疗费	材料费
1	2	3	4	5	6	7	8	9	10	11	12	13	14	15
本月合计														
年度累计														
甲乡本月														
甲乡年度														
乙乡本月														
乙乡年度														
……														

起止日期 ××年××月××日—××年××月××日

表 5–17 ××县医疗机构门诊病人费用分类表

机构名称	病人数	总费用（元）	人均费用（元）	可报比例（%）	各类费用占总费用比例（%）					各类费用的可报比例（%）				
					检查费	抗菌药	其他药	治疗费	材料费	检查费	抗菌药	其他药	治疗费	材料费
1	2	3	4	5	6	7	8	9	10	11	12	13	14	15
本月合计														
年度累计														
甲乡本月														
甲乡年度														
乙乡本月														
乙乡年度														
……														

第三节　信息发布

提供卫生行政管理部门向基层医疗卫生机构动态发布通知公告的功能，有发布权限管理、发布审批及归档功能，有通知公告接收确认功能。

提供在网站或其他媒体上发布与基层医疗卫生相关的健康信息的功能。主要功能有：①栏目管理：分类建立健康信息发布栏目，设定栏目的标题、风格等；②信息发布管理：发布信息内容，支持图文、声像等信息的发布；③信息检索：可对发布的健康信息进行检索、查询；④信息浏览：以直观的方式提供浏览。

满足通用“查询统计”功能要求。

第四节　统计报表

提供统计报表的管理功能，包括报表定义、数据获取、报表生成、逻辑审核、越界值提示功能，有上报审核、订正、退回等功能，有上报服务提示、按时上报和数据正确等质量评分功能。统计报表至少应包括《全国卫生资源与医疗服务调查制度》和省、市卫生行政部门制订的各类统计报表。

满足通用“服务提示”、“查询统计”功能要求。

第五节　业务监测

提供选定监测指标、设定指标刷新周期、展示方式（图形、图表等）和报警阈值的功能；提供监测指标自动展示的功能。提供趋势分析、对比分析、汇总排序等功能。

提供综合监测功能，实现公共卫生服务、基本医疗服务、基本药物制度执行情况、医疗保障情况和业务收入情况主要指标的综合监测。

提供公共卫生服务监测功能，包括健康档案建档情况、健康档案更新情况、儿童保健服务、妇女保健服务、慢病管理等业务的开展情况及公共卫生服务的工作质量情况的监测。

提供基本医疗服务的监测功能，包括门急诊业务、入出院病人情况的监测，抗菌药物使用情况的监测，文书病历按时完成情况的监测，医疗危急值及处置情况的监测，合理检查、合理治疗、合理用药指标的监测等。

提供国家基本药物制度执行情况的监测功能，包括药品集中采购情况、药品配送情况、药品入库情况的监测，门诊处方及病房药品使用情况的监测，药房发药品种数量与药品采购情况的对比监测等。

提供基层医疗卫生机构业务收入情况的监测，包括门诊收入、住院收入、药品收入情况的监测，药品发票金额与对应药品入库金额的对比监测等。

提供医疗保障情况的监测，包括新农合、职工医保、居民医保就诊人数及费用情况的监测，各类医保对象的补偿情况的监测等。

满足通用“服务提示”、“查询统计”功能要求。

第六节　医疗卫生服务协同

提供管理双向转诊信息的功能，包括转出、接受、回转等信息的采集、导出、打印和统计查询；提供管理远程会诊咨询记录信息的功能，包括会诊咨询记录单、会诊接受确认、会诊过程中记录等信息的采集、导出、打印和统计查询。

提供远程教育管理功能，包括文本资料和视频资料及课件的新增、修改、上传、发布、下载、发布和查询。提供试题编辑和试卷管理功能，可定义选择题等试卷，支持在线考试、选择题的自动评分。

满足通用“服务提示”、“查询统计”功能要求；自动与公共卫生、基本医疗模块进行关联。

第七节　票证管理

提供收据发票和其他票据证明（如出生医学证明、死亡医学证明等）的管理功能，包括票证注册登记、领用登记、退回作废、发放审核、核销归集等功能。

满足通用“服务提示”、“查询统计”功能要求；自动与公共卫生、基本医疗模块进行关联。

第八节 综合查询

提供综合查询功能，包括健康档案查询、传染病报告卡查询、孕产妇死亡卡查询、出生医学证明查询、儿童死亡卡查询、药品不良反应等查询。

提供综合查询功能，可查询基层医疗卫生机构的公共卫生服务、基本医疗服务、基本药物制度执行情况、医疗保障情况和业务收入情况。

提供公共卫生服务情况的查询功能，包括健康档案建档情况、健康档案更新情况、儿童保健服务、妇女保健服务、慢病管理等业务的开展情况及公共卫生服务的工作质量情况的查询。

提供基本医疗服务情况的查询功能，包括门急诊业务、入出院病人情况的查询，抗菌药物使用情况的查询，文书病历按时完成情况的查询，医疗危急值及处置情况的查询，合理检查、合理治疗、合理用药情况的查询。

提供国家基本药物制度执行情况的查询功能，包括药品集中采购情况、药品配送情况、药品入库情况的查询，门诊处方及病房药品使用情况的查询，药房发药品种数量与药品采购情况的对比查询等。

提供基层医疗卫生机构业务收入情况的查询，包括门诊收入、住院收入、药品收入情况的查询，药品发票金额与对应药品入库金额的对比查询等。

提供医疗保障情况的查询，包括新农合、职工医保、居民医保就诊人数及费用情况的查询，各类医保对象的补偿情况的查询等。

提供基层医疗卫生机构人力资源的配置情况查询，包括基层卫生技术人员的就业、执业资质及职称管理，培训及流动管理等。

满足通用“服务提示”、“查询统计”功能要求。

第九节 数据管理

提供数据分级管理、权限分级管理、涉密数据管理、痕迹管理、数据备份等功能，对于能够确认居民身份的敏感数据均进行加密，加密的信息包括：姓名、身份证号码、电话号码、家庭住址以及医保号码与农合号码等。提供存储数据的加密功能。支持 CA 证书、KEY 等加密认证。

提供数据导出备份功能。提供数据备份的功能，包括自动定时数据备份和手工操作备份。提供字段未加密的数据库格式和未加密开放格式（如：txt 文本文件、dbf 数据文件等）的备份。提供的备份程序可设定应备份的数据库和数据表、间隔时间、备份地址，支持完全备份和增量备份；支持开放格式文件备份。有管理数据备份的功能，能实现备份情况的查询统计。提供数据恢复程序实现备份数据的恢复，包括操作系统恢复和手工操作恢复；可选定文件、日期来恢复数据。

第十节 系统维护

提供字典术语维护、机构维护、人员维护、药品目录维护、诊疗目录维护、疾病目录维护、操作日志等维护功能；有权限控制功能，包括基层医疗机构的权限分配与控制、使用人员的权限分配与控制、字典维护权限与控制等功能。提供保存维护痕迹的功能。

第六章

基层医疗卫生信息系统的项目管理

第一节　招标管理

选择合适的承建商是基层信息化项目建设能否成功的关键，招标无疑是开启这个关键的钥匙，如何用好这把钥匙，很多细节必须把握。

一、招标前的准备

1. 组织机构：由技术部门（信息中心）、业务主管部门（基层卫生处）和财务部门（财务处）联合组成招标领导小组，合作推进招标工作。各业务部门指定 1 ~ 2 人为招标工作组成员，负责经办具体工作。

2. 调研与考察：招标之前，有必要了解国内目前基层医疗卫生信息化建设的现状，了解其他地区的建设模式及系统应用的情况，了解业内相关企业的基本情况。可向兄弟省市卫生业务部门、信息部门咨询和了解情况，如：招标模式、中标公司、建设周期、实施范围、经费预算等。条件允许可去有代表性的地区或者与本地情况相似的地方进行实地调研，看看信息系统实际应用的流程和效果，了解项目实施过程中存在的困难和问题等，并听听用户对承建商的评价。可以邀请多家软件公司做技术交流，了解公司背景、观看系统演示、倾听技术人员的解决方案。多方面、多渠道的调研既是了解现状的一个过程，也是自身学习提升的一个过程，可以增强相关人员对项目的理解和把控，为后续招标方案的制定奠定基础。

3. 制定招标方案：根据业务需求结合技术要求制定招标方案，包括建设范围、建设内容、建设进度、技术要求、验收与售后等。建设范围中实施的地区与机构数量要明确，以便于后期的验收与付款。建设内容中对于系统功能的设计既要满足当前工作的需要又要具备一定的前瞻性，充分考虑系统接口的兼容性和开放性。技术要求与建设模式相适应，不管是集中还是分步式部署，系统的性能和安全都要兼顾。建设进度、验收与付款三者要结合，分步骤实施按进度付款。售后中除对常规服务有要求外，对于本地服务团队也需要有明确的条款，为今后系统的应用推广提供保障。

招标文件应包括以下内容：投标邀请书、投标须知、技术规格和要求、评标办法及评标标准、拟签订合同的格式及主要条款。招标文件的样式："投标邀请书"格式参考范本1，"投标须知"格式参考范本2，"技术规格和要求"的格式（提纲）参考范本3，其中"系统基本功能需求"可参考本书三、四、五章，"项目要求"参考范本4，"评标办法及评标标准格式"参考范本5，"拟签订合同的格式及主要条款"格式参考范本6。

4. 审定招标方案：招标领导小组组织对招标方案进行审定，邀请纪检监察部门和相关专家参加。由工作组负责介绍方案及说明，与会人员发表意见、分管领导发表意见等。对于不能形成共识的商务参数或条款可按少数服从多数原则进行确认，对于不能形成共识的技术参数或条款由技术部门和专家遵循少数服从多数原则进行确认。所有集体讨论形成会议纪要，归入项目文书资料档案。

5. 其他注意事项：

（1）为了让投标人获取其认为有必要的信息，招标人可安排所有获取招标文件的投标人进行需求交底，即介绍项目相关要求，就标书有关条款进行解释，向投标人提供项目的有关资料和数据，招标人对投标人由此而做出的推论、理解和结论概不负责。

（2）投标人在领取招标文件及需求交底后有疑问的，应以书面形式提出，招标人应于投标截止时间至少15日前，以书面形式回答，并将回答同时送达所有获取招标文件的投标人。任何口头上的修改、澄清、答疑一律无效。

（3）澄清、修改、答疑等补充文件作为招标文件的组成部分，与招标文件具有同等效力。当招标文件、修改补充通知、澄清、答疑纪要的内容相矛盾时，以时间在后的文件内容为准。

二、招标

评标委员会由招标人熟悉业务的代表和软件、经济等方面的专家组成，成员人数为五人以上单数，其中业务、软件等方面的专家不得少于成员总数的三分之二。专家应当从事相关领域工作满八年并具有高级职称或者具有同等专业水平的资质。

投标人要保证开发的软件系统没有侵犯其他专利权、商标权、著作权或其他知识产权。如果发生第三方向招标人进行侵权指控，将由投标人承担由此而引起的一切经济和法律责任。

评标委员会经评审，认为所有投标都不符合招标文件要求的，可以否决所有投标。评标委员会否决不合格投标或者界定为废标后，因有效投标不足三个使得投标明显缺乏竞争的，评标委员会也可以否决全部投标。

所有投标被否决的，招标人应当依法重新招标。

招标人应当自确定中标人之日起十五日内，向招投标监督管理局（招投标管理办公室）及有关行政主管部门提交招标投标情况的书面报告。

中标通知书对招标人和中标人具有法律效力。中标通知书发出后，招标人改变中标结果的，或者中标人放弃中标项目的，应当依法承担法律责任。

三、合同管理

合同管理包括管理合同正文及附件，同时招标文件、招标补充文件、投标书、需求分析说明书及有关设计文档；这些文件均视为与合同有同等效率的约束文件。

合同执行：将买卖双方需要执行的各类事项按时间顺序逐一列出，如买方应提供的资料、组织的会议等，卖方“设立办事机构”、应派出的人员、应提交的文档及资料。合同各事项执行情况均应形成双方认可的文字资料。任意一方没有按时按要求履行合同，另一方都有义务按合同约定的通告方式告知对方，并保留能证明自己已发出了告知的证据。

合同变更：合同中各事项如有变更，必须经双方有资质的人员（如项目联系人）签字、盖章，形成书面材料，仅凭某一领导的讲话、表态或某份材料文件不能作为合同变更的依据。某些变更如项目负责人的更换，还必须同时提供相关的资质证明材料。任意一方擅自变更了合同项目，另一方都有义务按合同约定的通告方式告知对方，并保留能证明自己已发出了告知的证据。

合同支付："买方应按以下方式支付经费"必须与合同其他条款关联，如与"卖方应当按以下方式向买方交付开发服务成果"、"按以下标准及方法对卖方完成的开发及服务成果进行验收"等条款关联。如果支付有变更，应按合同变更的进行管理。

◇范本1 "投标邀请书"◇

公开招标邀请

政府采购计划编号：

省直政府采购编号：

政府采购中心受卫生厅的委托，对其信息管理系统开发及服务进行公开招标采购，现邀请国内合格的供应商参加投标。

一、采购方式：公开招标

二、采购内容：（技术参数及其他要求见第三章）

本次采购内容包括信息管理系统开发及服务共1包

注：本次采购只接受投标人 唯一 方案报价。

三、投标商资质要求：（略）

四、投标事项及交货、付款要求：

1. 分项投标：本项目 不分包 投标

2. 定标方式：本项目 不分包 定标

3. 联合体投标：接受或不接受

4. 投标文件：

投标报价文件（开标报价一览表）：一式 两 份（不分正副本）；

投标商务技术文件：一式 七 份，正本 一 份和副本 六 份。

5. 投标有效期：60 个日历日

6. 交货时间及地点

交货时间：____________

实施地点：____________

7. 付款单位及方式

付款单位：____________

资金支付方式：国库集中支付

付款方式：

1. 卖方在完成业务数据标准的制定，完成本地化需求分析和软件改造、完成软件验收（含数据标准化验收），通过试点现场验收后 5 个工作日内，买方向卖方支付合同款总额的 20%（含应支付给买方的标准制定费、测试费、验收及专家咨询费 5%）款项。

2. 合同款总额的 75% 将按具体的实施进度办理支付手续。具体支付标准为：正常运行 2 个月以上且验收合格后，第一次付 80%，正式运行半年后付 20%。

3. 合同余款金额 5% 为质量保证金，若系统运行正常，买方在全部验收合格满一年后的十个工作日内支付余款；如属卖方原因导致合同提前终止，买方将扣留质量保证金，不再予以退还。

五、采购文件发售时间

发售时间：_____年__月__日起，每天 8：30—12：00，14：30—17：30（北京时间，下同，含节假日）。发售价格：500 元 / 份（人民币），售后不退。

发售地点：________________

六、采购人集中答疑：

1. 本项目集中答疑。

2. 集中答疑时间：_____年__月__日上午 9：30

3. 答疑地点：

七、投（开）标时间和地点：

投（开）标时间：______年__月__日上午 9：30

投标、开标地点：____________

八、投标保证金截止时间和地点：

投标保证金截止时间：____年__月__日下午5：00

投标保证金账户名称：________________

投标保证金账号：____________________

开户行：____________________________

九、采购人联系方式：

名称：____________________ 地址：________________________

项目答疑人：____________ 联系电话及传真：____________

十、采购中心联系方式：

名称：____________________

地址：____________________

项目负责人：____________ 联系电话及传真：____________

E-mail：__________________

◇范本2 “投标须知”◇

投标须知

一、说明

1. 适用范围

2. 定义

3. 供应商参加政府采购活动应当具备下列条件

4. 投标费用

5. 投标保证金

二、招标文件的构成

1. 招标文件构成部分

2. 招标文件的澄清

3. 招标文件的修改

三、投标文件的编写

1. 要求

2. 投标文件语言及计量单位

3. 投标文件的份数、签署及规定

4. 投标文件组成

5. 投标人证明文件

四、投标文件的递交

1. 投标有效期

2. 投标文件的修改和撤销

3. 投标文件的送达

五、开标、评标

1. 开标

2. 成立评标委员会

3. 评标委员会的权力

4. 评标基本原则

5. 投标文件的审查

6. 废标

7. 投标文件的澄清和修正

8. 投标文件的评估和比较

◇范本 3 用户业务需求的格式（提纲）◇

一、项目概况

二、技术规格及要求

（一）总体要求

（二）总体架构

（三）总体设计要求

1. 系统设计原则

2. 系统性能要求

3. 系统安全要求

4. 数据设计要求

（四）技术路线选择

1. 体系架构的选择

2. 网络应用平台的选择

3. 数据库的选择

4. 服务器的选择

5. 中间件的选择

6. 客户端的选择

（五）系统基本功能需求

1. 总体用户需求

2. 共用功能

3. 业务功能模块

三、项目要求

◇范本 4 “项目要求”◇

1. 资料要求：投标人应按每台或每套产品给采购人提供至少一套完整的电子版和纸质版技术资料随货物包装发运，其中包括产品的中文使用说明书、操作手册等内容。

2. 品牌要求：为了保证本次采购产品的质量和售后服务，本次招标的所有产品是指其生产商在中华人民共和国国内具有完善的售后服务体系和良好的销售业绩，其品牌在国内有良好的信誉度和较高知名度的产品。

3. 硬件环境及配件：投标人根据验收指标中的性能指标提出硬件环境要求，采购人为现场试用和正式运行提供硬件环境。投标人对于招标文件没有列出，而对系统的正常运行和维护必不可少的产品、配件、软件、线缆及其他辅助材料等，投标人有责任给予补充，并应同其他产品一并报价，并包含在投标总报价中。

4. 技术支持：投标人应对本次投标的所有产品进行长期技术支持（含技术咨询等）。若投标人质保期内未能在规定时间内到达现场，采购人有权要求投标人给予合理的经济赔偿。在质保期内，由于工程项目本身缺陷发生故障或损坏而造成的损失，投标人应给予采购人经济赔偿。

5. 第三方软件：投标产品中如需中间件产品等第三方软件，则投标人需提供原厂商针对本项目的正式授权书及原厂商的售后服务承诺，且投标报价需包含第三方软件原厂商标准的三年服务。如因中间件等第三方软件的使用而发生的一切侵权责任，由投标人承担。

6. 软件版本：投标人投标的所有软件必须为最新正版软件；有侵权争议的经调查核实后，提供非正版软件者为无效投标，已中标者取消中标资格，已供货者全部退货，并承担可能引起的一切法律责任。

7. 实现方式的说明：实现项目某一功能有多种方式和途径时，投标人应说明拟采用的方式和途径，如果没有作出说明，采购人则认为投标人可采用任何方式和途径实现该功能且与投标报价无关。

8. 第三方参与的说明：实现项目某一功能需要第三方的参与合作（如数据的互联互通）时，投标人应提出具体要求（包括对第三方的要求和投标人的工作边界）；如果投标人需要在本合同外收取费用，亦应在投标书中说明并列出预算。如果没有作出说明，采购人则认为投标人能实现该功能且与投标报价无关。

9. 项目进度要求：投标人在合同签订后两个月内协助采购人制定项目技术规范和数据标准，投标人在两周内根据制定的规范完成需求分析并向采购人提交需求分析报告，在采购人确认需求分析报告后的两个月内、投标人完成软件研发并申请软件验收。投标人在软件验收通过后、按采购人指定的县进行现场试用，现场试用期间双方对程序、数据共同进行管理，投标人根据采购人要求定期提交运行程序和未加密的系统数据。试用正常3个月后进行现场验收，现场验收通过后，投标人按采购人指定范围和进度部署正式应用。

10. 系统升级要求：系统现场验收合格后一年内，根据信息技术的发展及有关政策对软件进行统一升级；升级的开发工作在采购人提交升级的“业务要求”后三个月内完成，用户的升级工作在升级版验收后一个月内完成。合同期内的升级周期为一周年至少一次，二年内免费提供维护、升级服务。但用户提出的需求或要求不在招标和升级范围内的不属于免费维护范围。

◇范本 5 “评标办法及评标标准 ”格式◇

评标方法及评标标准

1. 计分权值及评分内容

具体项目	权值范围
投标报价	A1 ＝ 0.2
技术性能	A2 ＝ 0.45
商务部分	A3 ＝ 0.35

2. 综合评分表

<table>
<tr><th>类别</th><th>计分因素</th><th>分值</th><th>评分标准</th></tr>
<tr><td>投标报价（F1）</td><td>投标总价</td><td>100</td><td></td></tr>
<tr><td rowspan="3">技术性能（F2）</td><td>满足招标文件技术要求程度</td><td>30</td><td></td></tr>
<tr><td>投标文件技术方案的完整性、适用性程度</td><td>10</td><td></td></tr>
<tr><td>演示情况</td><td>60</td><td></td></tr>
<tr><td rowspan="11">商务部分（F3）</td><td>信誉</td><td>2</td><td></td></tr>
<tr><td>财务状况 10</td><td>10</td><td></td></tr>
<tr><td rowspan="3">技术实力 18</td><td>5</td><td></td></tr>
<tr><td>6</td><td></td></tr>
<tr><td>7</td><td></td></tr>
<tr><td rowspan="2">业绩 25</td><td>20</td><td></td></tr>
<tr><td>5</td><td></td></tr>
<tr><td rowspan="4">项目实施、服务及售后 45</td><td>14</td><td></td></tr>
<tr><td>8</td><td></td></tr>
<tr><td>19</td><td></td></tr>
<tr><td>4</td><td></td></tr>
<tr><td colspan="4">评委评分＝ F1×A1+F2×A2+……+Fn×An</td></tr>
<tr><td colspan="4">F1、F2……Fn 分别为各项评分因素的汇总得分</td></tr>
<tr><td colspan="4">A1、A2……An 分别为各项评分因素所占的权重（A1+A2+……An ＝ 1）</td></tr>
</table>

◇范本6 “拟签订合同的格式及主要条款”◇

政府采购合同通用条款（范本）

政府采购合同编号：____________

省直政府采购编号：____________

买方：______________________________

卖方：______________________________

买卖双方通过友好协商，就采购的有关事项达成如下协议，以资共同遵守。

本合同买方委托卖方开发《___信息管理系统》应用软件，主要用于___管理工作，实现信息采集、利用、统计、分析、和信息共享等功能，使经双方确认的应用软件得以正常运行，并根据有关制度和政策的变化对软件进行统一升级，满足省、市、县（市）卫生行政部门管理工作需要。买方为此支付经费。卖方接受委托并进行工作。双方经过平等协商，在真实、充分地表达各自意愿的基础上，根据《中华人民共和国合同法》的规定，达成如下协议，并由双方共同恪守。

第一条 本合同项目的要求如下：

1. 总体目标：（略）

2. 内容：（略）

第二条 卖方应按下列进度完成实施：（略）

第三条 买方应向卖方提供的技术资料及协作事项如下：（略）

第四条 买方应按以下方式支付经费：

1. 合同总金额，计人民币￥____元（大写：人民币____万元整）。

2. 付款单位：____

3. 支付程序：____

4. 支付进度：____

第五条 维保期后的软件升级相关事宜。

第六条 本合同的开发服务经费卖方优先用于本项目的直接开支。

第七条 本合同变更必须由双方协商一致，并以书面形式确定。如需变更合同权利与义务，需双方签订正式文本。

第八条 未经买方同意（签出正式文本），卖方不得将本合同项目部分或全部工作转让给第三方承担。

第九条 在本合同履行中，因出现在现有技术水平和条件下难以克服的技术困难，导致卖方研究开发失败或部分失败，并造成买方损失，卖方赔偿额不超过本合同的总金额。

第十条 双方确定，本合同项目的技术风险由信息化领导小组指派专家组认定。认定技术风险的基本内容应当包括技术风险的存在、范围、程度及损失大小等。

认定技术风险的基本条件是：

1. 本合同项目在现有技术水平条件下具有足够的难度。

2. 卖方在主观上无过错且经认定开发服务失败为合理的失败。卖方发现技术风险存在并有可能致使开发服务失败或部分失败的情形时，应当在5日内通知买方并采取适当措施减少损失。逾期未通知并未采取适当措施而致使损失扩大的，应当就扩大的损失承担赔偿责任。

第十一条 在本合同履行中，因卖方开发服务标的的技术已经由第三方公开（包括以专利权方式公开），卖方应及时通知买方，逾期未通知并致使买方产生损失的，卖方应予以赔偿。开发服务技术已经由第三方公开（包括以专利权方式公开），买方可解除本合同。

第十二条 双方确定因履行本合同应遵守的保密义务如下：

买方：（略）

卖方：（略）

第十三条 卖方应当按以下方式向买方交付开发服务成果：

1. 在买方认可卖方完成的软件改造和数据标化后20日内，向买方交付下列资料的纸质文件和电子文档：可行性分析（研究）报告、软件开发计划、软件需求规格说明、数据需求规格说明、接口需求规格说明、系统/子系统设计（结构设计）说明、软件（结构）设计说明，接口设计说明、数据库（顶层）设计说明、软件产品版本说明。

2. 买方已支付应付总额51%时，卖方交付买方下列资料的电子文档：软件修改说明书、在运行的最新版本的软件源代码(包括安装程序代码)。在此后，凡对软件进行修改、升级后，即交付软件修改说明书和修改后的软件源代码（包括安装程序代码)。

3. 根据第三条4款软件升级的约定，向买方交付下列资料的纸质文件和电子文档：可行性分析（研究）报告、软件开发计划、软件需求规格说明、数据需求规格说明、接口需求规格说明、系统／子系统设计（结构设计）说明、软件（结构）设计说明，接口设计说明、数据库（顶层）设计说明、用户手册、操作手册、测试计划、测试报告、软件产品版本说明。

第十四条 双方确定，按以下标准及方法对卖方完成的开发及服务成果进行验收：

1. 软件验收：(略)

2. 现场应用验收：(略)

3. 软件升级版本的验收：(略)

第十五条 卖方应当保证其交付给买方的研究开发成果不侵犯任何第三方的合法权益。如发生第三方指控买方实施的技术侵权,卖方应当承担全部责任。

第十六条 双方确定，因履行本合同所产生的开发服务成果及其相关知识产权权利归属如下：(略)

第十七条 卖方不得在向买方交付开发服务成果之前，自行将开发服务成果转让给第三方。

第十八条 卖方完成本合同项目的主要开发服务人员享有在有关技术成果文件上写明技术成果完成者的权利和取得有关荣誉证书、奖励的权利。

第十九条 卖方利用开发服务经费所购置与开发服务工作有关的设备、器材、资料等财产，归卖方所有。

第二十条 双方确定，卖方应在向买方交付开发服务成果后，根据使用软件单位的要求，为其提供与使用该开发服务成果相关的技术服务。

1. 技术服务和指导的内容为：技术支持、维护服务。

2. 卖方承诺在系统推广应用之前，在买方所在地成立本地服务机构，提供不少于___人的专业技术服务团队。

3. 地点和方式：（略）

4. 售后服务费用及支付方式：（略）

第二十一条 违约责任：（略）

第二十二条 双方确定，买方有权使用卖方按照本合同约定提供的开发服务成果进行后续改进。由此产生的具有实质性或创造性技术进步特征的新的技术成果及其权利归属，由买方享有。

第二十三条 双方确定，在本合同有效期内，买方指定____为买方项目联系人，卖方指定____为卖方项目联系人。项目联系人承担以下责任：

1. 定期（每月不少于一次）提供项目进展情况的报告。

2. 为确保项目的圆满完成，对合同中有关条款提出细化建议和完善建议。

3. 对项目进展中出现的新问题提出解决建议。

一方变更项目联系人的，应当及时以书面形式通知另一方。未及时通知并影响本合同履行或造成损失的，应承担相应的责任。

第二十四条 双方确定，出现下列情形，致使本合同的履行成为不必要或不可能时，一方可以通知另一方解除本合同：

1. 因发生不可抗力或技术风险；

2. 本系统达不到国家新颁布的政策法规制度的要求；

3. 确已失去履行合同的能力。

第二十五条 双方因履行本合同而发生的争议，应协商、调解解决。协商、调解不成的，依法向人民法院起诉。

第二十六条 双方确定：本合同及相关附件中所涉及的有关名词和技术术语，其定义和解释如下：（略）

第二十七条 下列技术文件为本合同的组成部分：（略）

第二十八条 合同未尽事宜，双方协商解决，协商结果作为合同的附件，与合同具有同等法律效力。

第二十九条 本合同经双方签字盖章后生效。

买方（签章）： 卖方（签章）：

法定代表人： 法定代表人：

委托代理人： 委托代理人：

电话： 电话：

单位地址： 单位地址：

签订日期： 开户银行：

签订地点： 户名：

账号：

邮编：

签订日期：

签订地点：

（注：本章提供的合同通用条款为一般格式范本，仅供参考。合同双方可根据项目实际情况进行补充修订或依法另行签订补充合同。）

第二节 软件验收管理

信息系统在投入现场应用前可进行一次软件验收，检查软件的功能是否按照标书及合同的要求进行设计，是否满足用户需求达到应用标准。

一、验收前的准备

1. 制定验收方案：验收开始前应制定好验收方案，验收方案包括验收内容、验收方法、验收评分规则、参与专家、验收时间等。验收内容以用户确认的《需求规格说明书》为基础，包括技术架构、软件功能、开发文档等几个部分。验收方法可考虑搭建模拟环境，由专家现场测试。验收方案示例见本节附录 1，其中“系统功能验收评分表”见本节附录 2。

2. 组织验收工作组：验收工作组包括联络员和专家。联络员负责资料的收发和协调工作。根据验收工作量确定验收工作组人数，若整个软件按验收流程估算需要 2 ~ 3 个工作日，则可考虑将验收工作分为 2 ~ 3 部分，每部分由一个小组负责，每小组由 2 位专家和 1 个联络员组成，公司也要安排相应的技术人员配合，各部分的测试工作同步进行，验收也可在 1 个工作日内完成。若有数家公司的软件验收，如果场地允许，也可数家公司同时或轮流接受验收。

3. 搭建验收环境：软件验收是实验室环境下的验收，需要承建商搭建模拟环境，因此对于环境及设备的要求和现场条件需提前告知。为保证数据不被修改，要求验收环境不与外网连接。“基层医疗卫生信息系统验收通知”示例见本节附录 3。

二、验收

1. 专家组会议：验收前先召开工作组会，确认或推选专家组组长和验收小组的组长，统一评分标准，统一验收记录和评分表的填写要求，对专家提出具体的要求。召开公司方验收人员的会议，通告验收流程，宣布验收纪律、投诉流程和方式等有关注意事项。

2. 验收记录：验收记录包括验收评分表、评分汇总表、验收过程中生成的数据和文件、打印的资料和表格。验收过程中出现的错误（如出错提示、运算错误）采取拍照、截屏等方式保存当时的界面，并提醒公司技术人员同时进行记录。对公司不能实现的功能和功能点请公司技术人员签字确认。

3. 数据管理：验收休息期间，验收现场应予封闭不能留人，也不允许中途修改程序和数据。验收完成后，公司应将验收过程中生成的数据和文件提交给验收小组。

4. 信息核对与共享：当有多个验收小组同时工作时，各小组之间要做好交叉信息的核对与共享，对需要共享的信息由联络员递交给其他验收小组，如在公共卫生服务中为某人建立了健康档案，则请公卫服务验收小组的联络员将该人的姓名、年龄、档案号等信息传递给基本医疗验收小组，基本医疗验收小组可使用该对象的资料。

三、验收结果评估

1. 验收资料汇总：联络员在收集验收表格时应检查专家填写的记录信息是否完整，并请专家同时提交验收过程中的界面照片和屏幕截图等资料。各小组验收资料收齐后应及时进行汇总，将汇总结果报送验收组织方。为提高汇总效率，可事先设计好电子数据表、定义好数据之间的运算关系。

2. 专家会商：验收组召开会议，专家对验收情况进行讲评讨论，分析验收中出现的问题，提出对公司的整改意见。

3. 验收报告：根据验收评分和专家会商的意见，形成最终验收结果生成验收报告。验收结果一般为通过或不通过。如软件技术架构可行，功能基本具备,但仍有部分重要功能须要进一步完善,可采用限期整改后再测评的方式。“基层医疗卫生信息系统验收报告示例”见本节附录 4。

四、常见问题及处理

1. 对验收方案的异议：软件验收是依据合同规定进行的，当公司提交书面验收申请后甲方应在合同规定的工作日内发出验收通知书，验收一般在验收通知发出后五天进行。如果乙方对验收方案有异议，应在验收开始的三天以前提出。甲方对乙方的异议应认真审查，符合合同及有关政策的要求应予接受，与合同和政策不符的应予解释。如果验收日期要推迟，也应提前通知乙方。

2. 验收现场的协调：验收现场难免出现专家与公司技术人员意见不一致的情况，联络员应及时通知专家组组长或验收工作组负责人进行协调或裁决，能当场解决的争议当场解决，不能当场解决的可将争议“封存”而验收继续。

3. 对验收结果的异议：公司对验收工作组所发的“基层医疗卫生信息系统验收报告”有异议，可提出书面意见。验收工作组应予认真审核并解答，评分计算错误需要当事人重新认定签名，原来的记录必须同时保存。功能等评分的修改不但需要当事人重新认定签名，还应通报给所有专家。

附录 1 基层医疗卫生信息系统验收方案示例

基层医疗卫生信息系统验收方案

一、验收依据：本次验收依据为 ×××× 合同、×××× 功能规范和 ×××× 数据规范，以及公司提交的《信息系统需求规格说明书》。

二、验收内容：本次验收内容为软件功能、技术架构、设计文档、统计表四部分内容。

软件功能：由公司搭建好模拟环境，导入 20 万人健康档案相关数据，包括个人基本信息表和健康体检表。公司技术人员现场操作、完成或实现各功能模块的功能点。专家根据功能实现程度进行评分。

技术架构：对系统的体系架构、开发工具的使用、系统部署的软件环境、系统集成度和系统性能进行评分。

设计文档：对公司提供的《基层医疗卫生信息系统需求规格说明书》验收评分。

统计表：在软件功能验收开始前、结束后分别打印"基层医疗卫生信息系统常用绩效考核统计表"。

三、评分方法与标准：

软件功能、技术架构、设计文档、统计表四部分内容分别占 80%、10%、4%、6%；各部分的评分方法如下：

软件功能：评分采用功能点累计积分评分方法，各模块功能点分为核心功能点和一般功能点，每个功能点分按五个档次赋分，即无、仅有、可用、较好、很好五档，各档分别为 0、1、2、3、4、5 分。赋分标准为："无"系缺此项功能；"仅有"系仅有功能页面，功能未实现；"可用"为功能基本能实现；"较好"系功能得到完整的实现；"很好"为功能实现完美、功能点均得到完整的实现。每个子系统按核心功能点和一般功能点分别统计积分，验收合格标准为：核心功能点平均分为 4 分及以上、"可用"及以上功能点在 90% 以上；一般功能点的平均分为 3.5 分及以上、"可用"及以上功能点在 80% 以上。"功能验收评分表"见附表 1–1、附表 1–2 和附表 1–3（因篇幅有限，本书仅列出了"预防接种子系统"的功能验收评分表，其他子系统从略）。

技术架构：评分标准见附表 1–1“基层医疗卫生信息系统技术架构评分表”。

设计文档：评分标准见附表 1–2“基层医疗卫生信息系统需求规格说明书评分表”。（因篇幅有限，本书仅列出了“预防接种子系统”的评分表，其他子系统从略）。

统计表：评分标准见附表 1–3“基层医疗卫生信息系统统计表评分表”。

附表 1–1 基层医疗卫生信息系统技术架构评分表

公司名称：

项目	项目	名称	版本	分值	计分
体系架构	技术平台				
	架构层次（二层，三层）				
	B/S，C/S，混合				
开发工具	Web 应用				
	报表系统				
	中间件				
	业务系统				
	数据库				
	其他系统				
系统软件环境	Web 服务器系统				
	应用服务器系统				
	数据库服务器系统				
系统集成度	系统集成度				
系统性能	系统性能				

附表 1–2 基层医疗卫生信息系统需求规格说明书评分表

公司名称：

名称	条目	项目	分值	计分
软件需求规格说明（需求分析 1）	预防接种	功能描述 / 对象描述		
		结构图 / 对象图		
		流程图		
		说明		
		输入		
		处理		
		输出		
	……	功能描述 / 对象描述		
		结构图 / 对象图		
		流程图		
		说明		
		输入		
		处理		
		输出		
数据需求说明（需求分析 2）	数据的逻辑描述	静态数据		
		动态输入数据		
		动态输出数据		
	数据的采集	输入数据的来源		
		数据输入的所有媒体和硬设备		
		输出数据的接收者		
		输出数据的形式和设备		
		数据值的范围		
		量纲（数字的度量单位、零点的定标等）		
		更新和处理的频度		
	输入的承担者	包括接口软件来源		
	预处理	数据格式规定、输入时间要求等		

附表 1–3 基层医疗卫生信息系统统计表评分表

公司名称：

表格名	格式符合（3 分）	数据逻辑（4 分）	前后对比（3 分）	实际得分
合计				
表 1:				
……				

专家签名：

附录 2-1 公共卫生子系统功能验收评分表

公司名称：

功能模块	功能菜单	功能点	功能实现程度				
			无 0	仅有 1	可用 3	较好 4	很好 5
健康档案管理	★采集管理	连续采集功能					
		单独采集一张表					
		单独采集一个数据子集					
		提供多种快速采集功能					
		自由文本字段保存与复用					
	★评价	完整性评价					
		正确性评价					
		逻辑性评价					
		数据质量评分					
		评价结果可保存					
	★查重	查某一个人是否重复					
		查某一群人中是否重复					
	★统计查询	提供多种查询方式					
		查询结果显示					
		查询结果导出					
	★修改更新	修改/更新一个人的健康档案					
		修改/更新一批人的一个数据子集					
		保存修改/更新痕迹					
	★结案/删除	删除一个人/一批人健康档案					
		办理结案					
		保存结案/删除痕迹					
	★展示导出	选定一个人/一批人健康档案					
		展示一批人的健康档案列表					
		展示一个人的健康					
		多格式导出健康档案					
	★系统维护	字典维护					
		流程维护					
		维护痕迹保存					

（续表）

功能模块	功能菜单	功能点	功能实现程度				
			无 0	仅有 1	可用 3	较好 4	很好 5
健康教育管理	基本管理	机构管理					
		资料管理					
		计划管理					
		对象管理					
	★实施管理	健教服务提示					
		参加人员信息采集					
		健教活动信息采集					
		健教信息记入健康档案					
	★健教效果评价	健教效果评价					
	满意度信息管理	满意度信息管理					
增补叶酸管理	对象管理	多方法选定发放对象／打印名单					
	发放管理	显示对象、发放数量					
		确认发放、记录发放信息					
	随访管理	随访提示					
		随访信息采集／记入健康档案					
	库存管理	库存管理					

（续表）

功能模块	功能菜单	功能点	功能实现程度				
			无 0	仅有 1	可用 3	较好 4	很好 5
孕产妇系统管理	★建档管理	多方法选定管理对象、确定属性					
		获取保健卡信息 / 修改信息					
		管理手册发放					
		自动关联相关功能模块					
	★初检管理	查询选定管理对象					
		获取初检信息					
		高危自动评分					
		显示 / 打印健康教育资料					
		提示下次检查时间					
		自动关联相关功能模块					
	★复检管理	查询选定管理对象					
		获取复检信息					
		高危自动评分					
		显示 / 打印健康教育资料					
		提示下次检查时间					
		自动关联相关功能模块					
	★分娩信息管理	查询选定管理对象					
		获取分娩信息					
		自动关联相关功能模块					
	★产后随访	查询选定管理对象					
		获取随访信息					
		显示 / 打印健康教育资料					
		提示下次检查时间					
		自动关联相关功能模块					
	★产后 42 天检查	查询选定管理对象					
		获取检查信息					
		显示 / 打印健康教育资料					
		自动关联相关功能模块					

（续表）

功能模块	功能菜单	功能点	功能实现程度				
			无 0	仅有 1	可用 3	较好 4	很好 5
妇女疾病管理	★高危管理	查询选定管理对象					
		获取管理信息					
		显示/打印健康教育资料					
		提示下次检查时间					
		自动关联相关功能模块					
	转诊管理	查询选定管理对象					
		获取/采集转诊单信息					
	★结案管理	查询选定管理对象					
		选择结案原因、采集结案信息					
		结案审查					
		采集死亡登记表信息					
	★产前筛查	查询选定管理对象					
		生成产筛通知单					
		标本接受/结果发布					
		结果接受、评估、干预意见					
		提示下次检查时间					
		自动关联相关功能模块					
	★预防艾梅乙传播	查询选定管理对象					
		显示/打印健康教育资料					
		生成检测通知单					
		标本接受/结果发布					
		结果接受/复查管理					
		自动关联相关功能模块					
	★妇科病普查管理	对象管理					
		询检管理					
		妇科检查					
		实验室检查管理					
		评估与诊断					

（续表）

功能模块	功能菜单	功能点	功能实现程度				
			无 0	仅有 1	可用 3	较好 4	很好 5
妇女疾病管理	★乳腺癌筛查	对象管理					
		询检管理					
		临床检查					
		超声检查					
		乳腺钼靶X线检查					
		实验室检查管理					
		评估与诊断					
	★宫颈癌筛查	对象管理					
		询检管理					
		妇科检查					
		阴道镜检查					
		实验室检查管理					
		评估与诊断					
	其他疾病管理	对象管理					
		询检管理					
		专科检查					
		实验室检查管理					
		评估与诊断					
计划生育技术服务	计划生育技术服务	宫内节育器管理					
		皮下埋置管理					
		结扎管理					
		流产管理					
新生儿保健管理	★建档管理	多方法选定管理对象					
		获个人基本信息 / 修改信息					
		管理手册发放					
		自动关联相关功能模块					
	★出生医学证明	首签管理					
		补发管理					
		换发管理					
		《出生医学证明》证管理					

（续表）

功能模块	功能菜单	功能点	功能实现程度				
			无 0	仅有 1	可用 3	较好 4	很好 5
新生儿保健管理	★新生儿遗传代谢疾病筛查	对象管理					
		询检管理					
		血样管理					
		实验室检查					
		评估与诊断					
	★新生儿听力筛查	对象管理					
		询检管理					
		评估与指导					
	★新生儿访视	查询选定管理对象					
		获取随访信息					
		提示下次检查时间					
		自动关联相关功能模块					
	出生缺陷登记	查询或选定管理对象					
		采集出生缺陷登记表信息					
		出生缺陷登记表审核、上报					
儿童健康体检	★对象管理	多途径获取对象基本信息					
		发布体检通知					
		生成检查申请单					
	★信息采集	对象管理、采集信息					
		数据审核					
		自动评价					
		发布、打印体检结果					
	★评估指导	对象管理、获取体检结果					
		指导意见、打印体检报告单					
		提示下次检查时间					
		自动关联相关功能模块					
儿童其他保健管理	儿童其他疾病管理	对象管理					
		信息采集					
		评估指导					

（续表）

功能模块	功能菜单	功能点	功能实现程度				
			无 0	仅有 1	可用 3	较好 4	很好 5
儿童其他保健管理	转诊管理	查询选定管理对象					
		获取 / 采集转诊单信息					
	★结案管理	查询选定管理对象					
		选择结案原因、采集结案信息					
		结案审查					
		采集死亡登记表信息					
预防接种	★预防接种对象管理	获取接种对象					
		接种卡册管理					
		接种计划生成、调整接种计划					
		转归结案					
	★接种管理	应接种对象提示					
		接种通知、预约，接种注意事项告知					
		接种对象查找(读卡或输入编号、地址、姓名）					
		接种信息采集 1：由医生、护士分别完成接种前登记、接种确认、接种后告知					
		接种信息采集 2：快速采集接种前登记、接种确认、接种后告知等信息					
		接种信息采集 3：事后补录接种信息					
		接种异常反应管理					
		接种信息写入健康档案					
		提示进行儿童体检					
	接种资质管理	人员、机构的资质管理功能					
	疫苗库管理	疫苗入库登记					
		疫苗出入库查询 / 打印					
		疫苗出入库修改					
	冷链管理	冷链设备信息登记					
		冷链设备信息维护，修改、删除					
预防接种	查询统计	接种信息统计					
		接种台账打印					
		疫苗使用情况查询统计					
		疫苗台账查询打印					

（续表）

功能模块	功能菜单	功能点	功能实现程度				
			无 0	仅有 1	可用 3	较好 4	很好 5
预防接种	★系统维护	疫苗字典维护					
		接种程序（计划）维护					
		人员资质维护					
慢性疾病管理	★高血压患者管理	对象管理					
		询检管理					
		实验室检查					
		评估与指导					
		提示下次检查时间					
		自动关联相关功能模块					
		转诊、结案管理					
		管理效果分析评价					
	★Ⅱ型糖尿病患者管理	对象管理					
		询检管理					
		实验室检查					
		评估与指导					
		提示下次检查时间					
		自动关联相关功能模块					
		转诊、结案管理					
		管理效果分析评价					
	★重症精神病患者管理	对象管理、制定管理计划					
		采集个人信息、随访信息					
		评估与干预指导意见					
		转诊、结案管理					
	其他慢病管理	对象管理					
		询检管理					
		实验室检查管理					
		评估与干预指导意见					
		转诊、结案管理					

附录 2-2 基本医疗子系统功能验收评分表

公司名称：

功能分类	功能菜单	模块功能名称	功能实现程度				
			无 0	仅有 1	可用 3	较好 4	很好 5
药库管理	药品入库管理	新增入库 / 药品调拨入库单，并打印入库单（必须有国家基本药品的采购、配送信息）					
		新增入库药品信息（药品字典增加一个品种）					
	药品出库管理	新增出库单 / 药品调拨 / 报损出库，并打印出库单					
	药品调价管理	药品即时调价					
		药品定时调价（预先设定调价时间）					
	药品库存盘点	生成药库电子账库存表					
		盘点药库药品的实物数量					
	药品月结	药品的日结、月结、年结功能					
	药品采购计划管理	查询低于库存底限的药品					
		生成初步采购计划，并能对其数量进行修改，对药品种类进行删减					
	药品入库查询	查询药品的入库明细 / 按各医院定义的入库单格式打印					
	药品库存查询	对药库药房药品库存进行查询					
		支持导出和打印					
	药品调价查询	查询指定时间段本药库的种类药品的调价情况					
		查询指定药品的调价情况					
		对查询结果进行打印					
	药品盘点查询	查询盘盈单 / 盘亏单，支持打印查询结果					
	药品出库查询	查询出库的药品明细及汇总信息					
		查询报损出库、调拨出库的药品明细及汇总信息					
	药品报损查询	药库报损明细数据查询					
	药品效期报警查询	根据日期查看药品有效期 / 根据报警界限查询将过期药品，支持打印、导出					
	药品库存报警查询	药库报警查询（根据药品字典中设置的最低库存数）					

（续表）

功能分类	功能菜单	模块功能名称	功能实现程度				
			无 0	仅有 1	可用 3	较好 4	很好 5
药房管理	药品类别查询	毒麻药品/精神药品的种类/贵重药品查询，支持打印、导出					
	药品不良反应统计查询	按照日期段查询护士站登记的药品不良反应记录，支持打印、导出					
		支持当天的药品不良反应记录服务提示					
	药品会计查询	按照会计科目类别归类和指定的日期段汇总统计成药品会计账目，支持打印、导出					
	药品字典查询	查询药品资料信息/查询基本药物分类信息，并打印					
	门诊发药	获取处方信息					
		审核处方发药					
	住院发药	获取医嘱信息					
		审核发药					
	门诊退药	验证操作员的门诊退药权限					
		查询患者处方，选择需退的药品，确认退药					
	住院退药	查询住院护士站发送的退药申请，确认退药					
		验证操作员的住院退药权限					
	药品入库	查询药库出库到本药房的出库单，确认入库					
	药品调拨	录入科室和药品信息，保存确认					
	药品调拨入库确认	查询调拨到本药房的调拨单，审核确认药品入库					
	药品报损出库	录入损毁药品和数量					
	药品盘点管理	查询出本库房的药品目录及库存信息，打印、导出查询结果					
		盘点完成后，系统提供录入盘点结果功能					
	药品请领	录入药品请领单，并支持打印、导出					
	发药汇总	查询科室发药情况并打印（查询条件必须包括按时间段、病区；输出字段：必须包括药品名称、剂型、规格、数量）					
	药品销售情况	查询当前药房药品销售情况并打印（查询条件必须包括按时间段；输出字段：必须包括药品名称、剂型、规格、数量）					

（续表）

<table>
<tr><th rowspan="2">功能分类</th><th rowspan="2">功能菜单</th><th rowspan="2">模块功能名称</th><th colspan="5">功能实现程度</th></tr>
<tr><th>无
0</th><th>仅有
1</th><th>可用
3</th><th>较好
4</th><th>很好
5</th></tr>
<tr><td rowspan="3"></td><td>药品入库查询</td><td>查询各药房、药库药品入库情况并打印(查询条件必须包括按时间段；输出字段：必须包括药品名称、剂型、规格、数量）</td><td></td><td></td><td></td><td></td><td></td></tr>
<tr><td>药品库存查询</td><td>查询药库、各药房库存情况并打印（查询条件必须包括按时间段；输出字段：必须包括药品名称、剂型、规格、数量）</td><td></td><td></td><td></td><td></td><td></td></tr>
<tr><td>药品调价查询</td><td>查询药房药品调价情况并打印(输出字段：必须包括药品名称、剂型、规格、上次价格、本次价格）</td><td></td><td></td><td></td><td></td><td></td></tr>
<tr><td rowspan="11">门急诊挂号</td><td rowspan="5">门急诊挂号</td><td>核对票据号</td><td></td><td></td><td></td><td></td><td></td></tr>
<tr><td>多途径获取就诊对象的既往就诊记录、查询健康档案</td><td></td><td></td><td></td><td></td><td></td></tr>
<tr><td>支持农合、医保、公费、自费、免费等对象挂号</td><td></td><td></td><td></td><td></td><td></td></tr>
<tr><td>能快速选择诊别、科室、号别、医生，打印挂号单</td><td></td><td></td><td></td><td></td><td></td></tr>
<tr><td>支持现金、读卡等多种收费方式</td><td></td><td></td><td></td><td></td><td></td></tr>
<tr><td rowspan="2">门诊退号／消号</td><td>退号：查询出需退号的患者，退号后并退费</td><td></td><td></td><td></td><td></td><td></td></tr>
<tr><td>消号：查询出预约挂号的患者，消号</td><td></td><td></td><td></td><td></td><td></td></tr>
<tr><td rowspan="2">操作员日结</td><td>日结功能，同时打印日结单／日结补打</td><td></td><td></td><td></td><td></td><td></td></tr>
<tr><td>日结查询功能（根据时间段查询）</td><td></td><td></td><td></td><td></td><td></td></tr>
<tr><td>挂号查询</td><td>挂号统计查询(查询条件必须包括时间段、科室、就诊对象、操作员；输出字段：挂号明细、挂号汇总，包括人次和挂号费用）</td><td></td><td></td><td></td><td></td><td></td></tr>
<tr><td>病历／处方查询及打印</td><td>操作员权限判断／病历、处方的查询／门诊病历、处方按定制的格式打印</td><td></td><td></td><td></td><td></td><td></td></tr>
<tr><td rowspan="9">门诊医生站</td><td rowspan="7">门诊病历管理</td><td>查询就诊对象的健康档案</td><td></td><td></td><td></td><td></td><td></td></tr>
<tr><td>为就诊对象建立健康档案</td><td></td><td></td><td></td><td></td><td></td></tr>
<tr><td>查询历次就诊信息</td><td></td><td></td><td></td><td></td><td></td></tr>
<tr><td>采集公共卫生服务信息(如高血压管理信息)</td><td></td><td></td><td></td><td></td><td></td></tr>
<tr><td>按规范书写门诊病历</td><td></td><td></td><td></td><td></td><td></td></tr>
<tr><td>调用模板书写门诊病历</td><td></td><td></td><td></td><td></td><td></td></tr>
<tr><td>门诊病历写入健康档案</td><td></td><td></td><td></td><td></td><td></td></tr>
<tr><td rowspan="2">门诊处方管理</td><td>按规范开立处方／调处方模板</td><td></td><td></td><td></td><td></td><td></td></tr>
<tr><td>有处方审查功能</td><td></td><td></td><td></td><td></td><td></td></tr>
</table>

（续表）

功能分类	功能菜单	模块功能名称	功能实现程度				
			无 0	仅有 1	可用 3	较好 4	很好 5
门诊收费	门诊划价收费	检索就诊信息					
		费用信息录入划价／不挂号直接收费功能／支持退费					
		支持多模式结算（现金、银行卡、医保卡）					
		设置收费发票起始号／提供打印收据、清单和结算单／支持发票重打					
		通过接口实现患者费用的实时结算（新农合补偿、医保补偿、医疗救助补偿）					
	门诊日结	日结功能，同时打印日结单／日结补打					
		日结查询功能（根据时间段查询）					
	门诊日结查询	按时间、操作员条件查询操作员日结信息，提供日结查询打印					
	门诊科室收入统计	按时间查询各科室发票科目收入及总收入，提供收入统计打印					
	医生工作量统计	根据时间条件统计医生收入情况，包括就诊人次、各分类收入等					
	门诊收费报表	按时间段查询统计门诊发生的费用分类统计					
	收费明细查询	收费信息查询／收费明细查询					
入出院管理	入院登记	多途径获取入院对象的基本信息（历次就诊信息、新农合、健康档案）					
		入院登记，收预交金					
	入院预交款管理	获取患者基本信息／预交款的收和退的操作／打印预交金收据					
	出院结算	多途径获取待出院患者信息（住院号或医保卡等）／支持办理出院，出院召回手续					
		支持多种方式进行费用支付（现金、银行卡、医保卡）打印并显示收据和结算单，能重打收据					
		支持收据号和机器生成号同步管理收据					
		特殊对象费用减免（根据系统维护的减免规则）					
		新农合补偿的即时结算（通过接口方式）					
	住院划价记账	多途径获取患者医嘱费用信息（住院号或姓名等），进行记账确认					
		费用补录和记账确认					

（续表）

功能分类	功能菜单	模块功能名称	功能实现程度				
			无 0	仅有 1	可用 3	较好 4	很好 5
入出院管理	住院冲账	多途径获取患者医嘱费用信息（住院号或姓名等），办理针对费用的退费冲账业务					
	住院日结	获取收费员当前日结单的收费信息，打印缴款单（日结单）					
	住院欠费催款	设置催款警戒线/低限警示，根据条件检索出所有需要催款的患者列表，打印催款通知书					
	住院结算查询	按已结算时间范围或住院号等信息对已结算患者的基础资料及费用信息（包括结算患者的汇总费用和明细费用信息）					
	住院费用查询	支持查询入在院患者及费用信息/一日清单/每个患者的药品、非药品费用明细信息/患者明细清单、项目汇总清单和费用分类汇总单/支持打印以上查询结果					
		支持医保、新农合的费用核算与监管					
	科室收入查询	支持查询汇总收入情况（包括查询日均费用、次均费用、次均药品、检查、治疗费、抗菌药占药品费的比例）/病区科室的明细收入情况					
	医生工作量统计	根据时间条件统计医生收入情况。包括就诊人次、各分类收入等/支持查询某个医生的工作量汇总及明细工作量情况/支持打印以上查询结果					
住院护士工作站	入科管理	获取住院患者的基本信息，安排病床、管理病区床位使用情况一览表					
		软件提供不少于20种的各类健康教育处方					
	转科管理	多途径查询患者信息（床号或住院号）/记录患者转科信息/转科入科操作					
	床位管理	病床基本信息查询（显示列表包括：床号、状态、类别；）/病床信息新增、修改（可维护项包括床号、病区、状态、类别；）/病床基本信息删除					
	预出院管理	多途径检索患者住院信息（床号或住院号）/对患者办理预出院					
	医嘱管理	可选单个或多个待执行患者/医嘱执行记录执行人和执行时间/生成记账信息/药嘱生成领药申请					

（续表）

功能分类	功能菜单	模块功能名称	功能实现程度				
			无 0	仅有 1	可用 3	较好 4	很好 5
住院护士工作站	患者信息修改	患者信息查询 / 患者信息修改					
	护理记录单管理	护理记录单的信息采集 / 修改 / 删除 / 保存 / 打印					
	打印治疗卡	查询统领药单、摆（发）药单、治疗卡、输液记录卡及瓶签内容 / 支持打印与补打功能					
	药品不良反应事件报告	查询药品的不良反应信息 / 采集药品不良反应 / 事件报告表信息					
	科室收入查询	支持查询所选时间段内科室的明细收入情况 / 住院科室出院患者的汇总收入情况 / 打印查询结果					
	医生工作量统计	根据时间条件统计医生收入情况，包括就诊人次、各分类收入等 / 支持查询某个医生的工作量汇总及明细工作量情况 / 支持打印以上查询结果					
	病房领药查询	统计领药申请数据的查询查询 / 确认领药信息发送到住院药房或药库					
	住院病人查询	查询患者信息 / 历次门诊住院信息 / 录入的检验检查结果，支持打印以上查询结果					
	费用清单查询	支持查询入在院患者及费用信息 / 一日清单 / 每个患者的药品、非药品费用明细信息 / 患者明细清单、项目汇总清单和费用分类汇总单 / 支持打印以上查询结果					
		支持医保、新农合的费用核算与监管					
	住院病人催款管理	设置催款警戒线 / 低限警示，根据条件检索出所有需要催款的患者列表，打印催款通知书					
住院医生站	*医嘱管理	住院患者基本信息的获取					
		按规范开立长期医嘱 / 可调用模板 / 打印					
		按规范开立临时医嘱 / 可调用模板 / 打印					
		申请单开立					
		提示调用有关知情同意书					
		药品配伍禁忌的提醒					
		精神毒麻抗菌类药药品的权限校验					
		抗生素使用情况提示					

（续表）

功能分类	功能菜单	模块功能名称	功能实现程度				
			无 0	仅有 1	可用 3	较好 4	很好 5
住院医生站	*医嘱管理	医嘱停止、取消、作废					
		提供密码验证的方式对医嘱进行审核签名					
		医嘱模板定制/健康教育处方、医疗知情同意书的模板调用					
		医嘱查询					
	*病人基本信息管理	病人基本信息的查询及修改					
	*病历管理	查询就诊对象的健康档案/查询历次就诊信息					
		入院记录书写/修改/可调用模板					
		病程记录书写/修改/可调用模板					
		出院记录书写/修改/可调用模板					
		死亡记录书写/修改/可调用模板					
		病案首页信息获取/补充/修改					
		各类文书病历模板不少于50种					
		各类知情同意书不少于20种					
		获取录入的检查、检验、治疗等诊疗结果信息					
		调用传染病报告卡、死亡医学证明书填写模块进行填写					
		单个病人文书病历的完整性检查					
		文书病历完成的及时性检查					
		文书病历查询					
		将病历信息写入健康档案					
	科室收入查询	支持查询所选时间段内科室的汇总收入情况/科室的明细收入情况，打印查询结果					
	医生工作量统计	根据时间条件统计医生收入情况，包括就诊人次、各分类收入等/支持查询某个医生的工作量汇总及明细工作量情况/支持打印以上查询结果					
	药品查询	药品使用说明的查询					

（续表）

功能分类	功能菜单	模块功能名称	功能实现程度				
			无 0	仅有 1	可用 3	较好 4	很好 5
住院医生站	费用清单查询	支持查询入在院患者及费用信息 / 一日清单 / 每个患者的药品、非药品费用明细信息 / 患者明细清单、项目汇总清单和费用分类汇总单 / 支持打印以上查询结果					
		支持医保、新农合的费用核算与监管					
	住院催款管理	设置催款警戒线 / 低限警示，根据条件检索出所有需要催款的患者列表，打印催款通知书					
	病人信息查询	查询患者信息 / 历次门诊住院信息 / 录入的检验检查结果，支持打印以上查询结果					
	药品不良反应 / 事件查询	查询药品不良反应 / 事件的资料					
★ 医院人力资源管理	人员信息维护	基本信息表维护					
		人员信息采集					
		人员信息修改					
		生成：公共卫生服务人员的工作量					
	人员信息查询	人员查询 / 个人明细查询					
		查询结果导出					
医院物资管理	物资信息维护	供应商维护					
		物资类别增加、删除、修改、停用					
		目录维护					
		调价管理					
	物资入库管理	物资入库、入库单打印					
		物资出库、退库单打印					
	物资出库管理	物资出库、出库单打印					
		报损出库、报损单打印					
		物资退库、退库单据打印					
	物资盘点管理	盘点信息采集					
		盘点打印					
	物资采购计划	物资库存查询					
		生成采购计划					

（续表）

功能分类	功能菜单	模块功能名称	功能实现程度 无 0	仅有 1	可用 3	较好 4	很好 5
医院物资管理	⋆物资统计查询	入库查询 / 导出					
		出库查询 / 导出					
		盘点查询 / 导出					
		库存查询 / 导出					
		效期查询					
医院设备管理	设备信息维护	生产厂商表维护					
		设备类别维护					
	设备档案管理	登记设备档案					
		维修记录维护、查询					
		设备报废、填写报废单					
	设备出库管理	领用登记					
		归还登记					
	⋆设备台账查询	设备明细查询 / 导出					
⋆医院系统设置	基础数据维护	基础数据查询、新增、修改					
	药品生产厂家维护	生产厂家基本信息查询、新增、修改					
	药品供应商字典维护	供应商信息查询、新增、修改					
	药品字典维护	药品字典信息查询、新增、修改					
	诊疗字典维护	诊疗字典信息查询、新增、修改					
	疾病字典维护	疾病字典信息查询、新增、修改					
	科室信息维护	科室信息查询、新增、修改					
	人员信息维护	人员基本信息查询、新增、修改					
	权限管理	角色权限查询、新增、修改					
	配伍禁忌维护	配伍禁忌信息查询、新增、修改					
	药品说明维护	药品说明书资料查询、新增、修改					
	自定义报表	报表新增、修改、查询、打印					

附录 2–3 综合管理子系统功能验收评分表

公司名称：

功能模块	功能菜单	模块功能名称	功能实现程度 无 0	仅有 1	可用 3	较好 4	很好 5
★绩效考核	绩效指标定义	指标定义					
		指标维护（新增、修改、删除，指标停用、启用）					
	政策性指标维护	考核政策维护（包含政策的名称、生效的时间、政策覆盖的时间范围、维护人信息等）/ 筛选考核指标					
	考核指标采集	采集指标值（包括政策时间、行政机构代码、指标代码、指标名称、指标描述、指标值、录入人、录入机构、录入时间）					
	采集调查信息录入	对指标定义中类别为“采集调查”类的指标，形成采集调查的指标列表					
	绩效指标统计	按照考核政策及考核指标的运算规则（统计口径、数据来源），生成相关统计考核表（可在后台实现）					
		考核表查询					
	绩效考核统计表	打印表 5–3、表 5–5、表 5–8、表 5–10、表 5–11					
	绩效考核查询	提供县卫生行政机构、乡卫生院两级权限查询					
		工作量统计表、绩效考核表既可按单表进行展示，又可按表格的汇总级别逐级“钻取”展示所有表格					
		提供综合查询、统计报表功能，能生成“基层医疗卫生信息系统常用绩效考核指标”等统计信息					
信息发布	通知公告信息发布	信息发布					
		信息展示					
★业务监测	辖区业务监测	业务监测指标选定					
		基本医疗服务情况实时监测					
		公共卫生服务情况实时监测					

（续表）

功能模块	功能菜单	模块功能名称	功能实现程度				
			无 0	仅有 1	可用 3	较好 4	很好 5
★数据查询	健康档案查询	个人健康档案查询					
		单项公共卫生服务情况查询					
		村医门诊诊疗查询					
		乡卫生院门诊诊疗查询					
		住院诊疗情况查询					
		居民登录查询					
	传染病报告卡查询	传染病报告卡信息查询、报告卡导出、辅助上报					
	孕产妇死亡卡查询	孕产妇死亡信息查询、报告卡导出、辅助上报					
	出生医学证明查询	出生医学信息查询					
	儿童死亡卡查询	儿童死亡信息查询、报告卡导出、辅助上报					
	药品不良反应查询	不良药品查询、信息采集、辅助上报					
医疗卫生服务协同	双向转诊记录	转出信息记录、导出、打印					
		转回信息记录、导出、打印					
	远程会诊咨询记录	会诊咨询记录单导出、打印					
	远程教育：文献查询	文献上传、新增、修改					
		文献查询、下载					
	远程教育：课件下载	课件上传、新增、修改					
		课件查询、下载					
	远程教育：在线考试	试题编辑					
		在线考试					
	远程教育：视频播放	视频上传、新增、修改					
		视频查询、下载、播放					

（续表）

功能模块	功能菜单	模块功能名称	功能实现程度				
			无 0	仅有 1	可用 3	较好 4	很好 5
★系统维护	字典术语维护	字典新增、删除、修改					
		术语新增、删除、修改					
	机构维护	机构维护					
	人员维护	人员维护					
	药品目录维护	药品目录查询					
	诊疗目录维护	诊疗项目查询					
	疾病目录维护	疾病项目查询					
	操作日志	操作日志备份、删除					
		操作日志查询、统计、打印					
★票证管理	发票管理	注册登记					
		领用登记					
		票证退回					
		票证作废					
		统计查询					
	其他票证管理	注册登记					
		领用登记					
		票证退回					
		票证作废					
		统计查询					
数据管理	★数据安全	对能够确认居民身份的敏感数据进行加密					
		统计数据按权限分级管理					
		业务数据按角色分级审查					
	数据集导出	支持数据按需的导出备份（支持TXT格式、EXCEL格式文件和ORACLE的DMP格式）					

附录 3 基层医疗卫生信息系统验收通知示例

基层医疗卫生信息系统验收通知

×××× 公司：

根据《×××× 合同》要求和你公司提交的基层医疗卫生信息系统验收申请，现定于 ×××× 年 ×× 月 ×× 日对 ×××× 公司的基层医疗卫生信息系统软件进行验收，具体通知如下。

一、验收内容：本次验收内容为软件功能、技术架构、设计文档、统计表四部分内容。

二、验收方法：公司搭建好模拟环境，现场进行测试数据的录入、完成业务操作，专家组根据验收标准对软件进行验收。本次验收分为：公共卫生与统计表、基本医疗与综合管理、技术架构与设计文档三个小组，公司至少为每个小组安排一名技术员和一名记录员、配合验收小组接受验收。

三、验收时间：×××× 年 ×× 月 ×× 日 ×× 时—×××× 年 ×× 月 ×× 日 ×× 时进行，×× 月 ×× 日专家汇总验收意见，提交验收结果。

四、验收依据：×××× 合同、×××× 功能规范和 ×××× 数据规范。

五、验收地点：____________________

六、验收流程：

1. 技术文档审查
2. 信息录入
3. 统计表打印
4. 功能模块验收
5. 验收评议

七、验收方案：

八、公司前期准备：

1. 数据准备：导入 20 万人健康档案相关数据，包括个人基本信息表和健康体检表；

2. 环境准备：自行搭建验收模拟环境，包括局域网组建、服务器部署、电脑终端（三台）和打印机联调等；

3. 文档准备：公司需准备《软件需求规格说明书》纸质文档一套、电子文档（用U盘拷贝）一份。

九、公司如对本通知有异议，请于验收开始的三天前提出，如在规定时间后提出异议，甲方将不予受理。

基层医疗卫生信息系统验收工作组

××××年××月××日

附录4 基层医疗卫生信息系统验收报告示例

基层医疗卫生信息系统软件验收报告

××××公司：

依据《信息系统开发及服务政府采购合同》以及《信息系统试点工作实施方案》的要求，经公司软件交付验收申请，卫生厅组织专家于××××年××月××日—××日对公司提交的基层医疗卫生信息系统进行了软件验收。现将验收情况通报如下：

一、验收工作开展情况

本次验收为期两天，验收内容包括系统功能、技术架构、设计文档和统计表。共抽取6名专家，分“公共卫生与统计表”、“基本医疗与综合管理”、“技术架构与设计文档”三个小组，采用边验边评的形式，按照《基层医疗卫生信息系统软件验收方案》和《基层医疗卫生信息系统技术规范》（以下简称“技术规范”）要求，对公司开发的软件进行了验收。公司按要求搭建模拟环境、展示软件功能、回答专家提问、完成专家指定操作、提交软件需求规格说明文档，顺利完成了软件验收。

二、验收结果

系统功能中“公共卫生”、“基本医疗”，技术架构及设计文档符合技术规范要求，通过验收。系统功能中“综合管理”、“统计表”未通过验收，验收评分如下：

附表 4–1 基层医疗卫生信息系统评分表

验收项目	核心功能平均分	核心功能达标率 %	一般功能平均分	一般功能达标率 %	分值	验收得分
合计						
系统功能 1：公共卫生						
系统功能 2：基本医疗						
系统功能 3：综合管理						
系统功能 4：统计表	——	——	——	——		
技术架构	——	——	——	——		
设计文档	——	——	——	——		

根据合同要求，请公司在 ×××× 年 ×× 月 ×× 日前对照《基层医疗卫生信息系统技术规范》将“综合管理”、“统计表”模块进行修改完善，并提交验收申请。

三、验收中发现的其他问题

1. 技术人员不熟悉业务。公司投入本项目的人员未达合同要求，且部分技术人员对基层医疗卫生信息系统业务不熟悉。

2. 技术规范遵循不够。公司技术人员存在对《基层医疗卫生信息系统技术规范》不熟悉的情况，没有充分利用技术规范指导软件开发。个别模块开发严重偏离了技术规范的要求。

3. 操作界面不规范。不同子系统的操作界面不一致，影响操作效率、用户感受差。

以上问题同时纳入本次验收的整改内容。

基层医疗卫生信息系统验收工作组

×××× 年 ×× 月 ×× 日

第三节　实施管理

实施管理是信息系统软件与基层卫生工作有机结合的“粘合剂”，有效的实施管理能迅速将信息技术融入到基层卫生工作中，实施管理不力则使信息系统迟迟不能落地，甚至迁延数月数年。

一、项目实施过程

1. 前期准备

卫生行政管理部门在系统正式启动运行之前,需做好几个方面的准备工作,包括:成立项目组、制定项目实施计划、确定项目实施方案、召开项目启动会等。

(1)成立项目领导小组:明确项目的牵头和组织管理部门、技术支撑和服务部门以及相关参与单位,指定具体负责人和执行人。由于项目涉及的部门多、覆盖面广、整合难度大,可以由一把手挂帅,分管领导负责,医政、中医、妇幼、疾控、财务、新农合、卫监、药政、应急等相关部门作为成员参与单位。此项目实施周期一般较长(2～3年),业务部门和技术部门均需要有专人长期跟进,保证项目的延续性。

(2)制定项目实施方案:在一个项目实施前,作为项目的实施主体必须要明确项目为什么要实施,要达到什么目的和效果,实施哪些内容,怎么样实施。拟定项目实施计划、制定实施方案是必不可少的环节。实施方案通常包括实施目标、组织形式、实施内容、进度安排、实施要求与保障措施、责任分工、考核方式等内容。实施方案可由行政管理部门以公文形式下发,作为各单位开展工作的依据。

(3)召开启动会:很多行政管理部门认为信息化建设就是信息部门、软件公司的事情,其实信息化项目就是业务项目,特别是现代化的管理要求对业务运营情况进行实时监管,对卫生服务的绩效考核到业务科室、到个人,没有信息化的手段做支撑是很难做到的。召开项目启动会,召集各级卫生行政管理部门的分管领导、基层卫生工作负责人、信息化项目负责人等参加会议,有利于任务的下达、责任的明确和各部门的对接沟通。

2. 系统上线

(1)系统部署:包括基础环境准备、软件安装、数据字典和基础数据的准备等工作。业务部门需要配合承建商做好机构和人员设置、药品以及材料等目录的添加、业务流程等信息的维护、绩效考核指标的设定等数据准备工作。在进行系统部署的同时建立备份机制,一旦系统开始运行,备份工作同步启动。

（2）软件培训：培训是应用的基础，全面、细致的培训是项目顺利实施的关键。培训内容包括：计算机基础知识、业务知识和工作要求、软件操作等几个方面，培训对象包括：行政管理人员、业务管理人员、系统管理人员、基层医护人员、老百姓等多个层次。信息系统的有效运作依赖于业务工作的规范化和标准化，在培训软件的同时要强调业务操作的规范化，如：门诊 / 住院病历书写规范、疾病诊断名称规范、健康档案建档规范、发票管理规范、药品管理规范等等。因基层系统功能多，基层医护人员计算机操作水平普遍不高，全员培训通常需进行二轮甚至更多（培训经费需要提前做好预算，预留充足）。针对部分年龄偏大的基层工作人员，特别是乡村医生，还需要一对一的上门培训和辅导。

（3）开展试点：信息系统要与当地管理模式、工作机制以及当前的用户习惯相适应。软件系统和基层用户需要有一个磨合期，因此，不要盲目推进项目的实施。在一个地市实施之前，可以先做好一个县，在一个县或区域内推广之前，可以先做好一个乡镇卫生院或社区卫生服务中心。通过试点来摸索实施经验，建立起新的基于信息技术支持的管理模式，并确立一套标准，通过样板进行推广，供其他的单位和地区参照和学习。

（4）推广应用：做好培训计划和实施计划，按照计划有序推进系统的建设。重点是要明确项目实施的目标和完成时间，包括：机构覆盖范围（如：区域内100% 县、100% 乡镇卫生院 / 社区卫生服务中心，60% 村卫生室 / 社区卫生服务站上线运行）、功能覆盖范围（如：基本医疗功能覆盖率达 80%、公共卫生服务功能覆盖率达 100% 等）、考核指标（如：健康档案建档率、随访率、电子病历建档率、医疗卫生服务电子化率等）等内容。基层医疗卫生信息系统的建设初期需要一定的经济措施和行政措施，包括采取新的农合补偿费用的结算以信息系统的数据为准、基本药物补助经费的计算依据以信息系统的数据为准、公共卫生服务的绩效考核以信息系统的数据为准等措施，包括将信息化的实施目标和完成时间作为对单位和单位负责人的考评指标等措施。信息化建设本身就是一场变革，过分迁就少数沉溺于落后管理模式的单位或个人势必拖累全局、迟滞改革。

二、实施监管与督察

1. 实施的监管：上级管理部门从组织管理、实施进度、应用效果等方面对项目进行监管。

组织管理的监管：包括该地区（单位）的卫生行政管理部门是否履行了相应的组织和管理职能，承担起基层项目的推广应用工作。了解其在工作中发现了哪些问题，解决了哪些问题；还存在哪些问题、计划怎么解决、什么时间解决；解决问题的条件是否已具备，不具备的怎么办等。

实施进度的监管：包括进度是否按计划进行，有哪些调整，调整后对后续工作有什么影响，有无补救措施；影响进度的主要因素有哪些，怎么化解等。

应用效果的监管：包括实施内容是否符合标准，实施范围是否达到要求，已上线运行的系统是否正常，系统运行对业务工作有无负性影响（包括对医务人员的影响、对服务对象的影响）等。

2. 实施的督导：督导是基层信息化建设“落地”的重要保证，成立行政干部与业务专家相结合的督察组，定期对各地区系统建设进行现场督导。督导目的在于统一认识、落实措施、评价效果和指导应用的推进。

统一认识旨在于使各级领导和基层医疗机构的业务人员都认识到信息化不仅是用计算机代替手工，还在于通过信息技术提高服务效率、提高服务质量、提高管理水平、提高基层卫生机构和人员的整体素质。

落实措施在于帮助基层落实实施方案中的各项保障措施，特别是经费、设备、人员及有关规章制度和奖惩措施的落实。

效果评价是督导的重点内容，应围绕服务效率是否提高、服务质量是否提高、管理能力是否加强进行评价，分析问题、排查原因。

指导应用在于解决发现的问题，解决的方法主要是“培训”、“优化”和“完善”。“培训”是指加强人员培训，提升基层卫生机构人员的应用能力、管理能力和维护能力。“优化”包括系统运行环境的优化（包括网络带宽和计算机设备的性能提升等）、业务流程的优化、应用软件的优化（承建公司负责）。“完善”是管理制度的完善、奖惩措施的完善和绩效考核方法的完善。

三、实施评估与持续推进

1. 评估:基层医疗卫生信息系统常用评估指标有“使用面”、“使用程度”,以及“健康档案更新频率”、“公共卫生服务电子化率”“公共卫生服务记录的合格率”等。

“使用面”:实际使用的单位占应使用的单位的比例;“使用程度”:使用功能点占软件功能点比例;“健康档案更新频率”:年内更新的健康档案占全部健康档案的比例(“年内更新的健康档案”是指年度内增加有门诊、住院、农合补偿、妇保、儿保、预防接种、慢病随访等健康服务中任意一项记录的健康档案);“公共卫生服务电子化率”:实际采集的公共卫生服务记录数/应采集的记录数(管理对象人数 × 应有的公共卫生服务次数);“公共卫生服务记录的合格率”:合格的公共卫生服务记录数/公共卫生服务记录数(公共卫生服务记录的合格标准见本书29页“居民健康档案管理—评价功能”)

各地可根据实际情况选用一个或数个评估指标作为本季度或年度的评估指标。如在项目建设初期以“使用面”、“使用程度”作为考核评估指标,其目的在于“用起来”;而对于已经“用起来”来了的地区,可使用“公共卫生服务记录的合格率”作为考核评估指标,其目的在于促进“用好”。

2. 持续推进:基层医疗卫生信息系统持续推进的动力在于系统功能得到充分的应用,并能满足业务和管理的五个需求。一是业务开展的需求,在信息系统的支撑下,基层医护人员提高了服务效率(基本医疗与公共卫生服务信息共享,节省录入时间,保证数据一致性),提升了服务质量(病历书写规范、服务记录规范)。二是财务管理需求,财务部门的“医疗收入”可从基层医疗卫生信息系统获取,且“医疗收入”能关联到每个科室或个人;财务部门的“库存物资—药品”的增加额可一一对应到基层医疗卫生信息系统的“药品入库”金额,且能关联到对应的入库单。三是业务监管需求,即管理部门需要的各类医疗卫生服务统计报表数据和管理工作需要的数据,凡是基层医疗卫生信息系统已有的即从信息系统中提取,不需要基层单位再通过其他方式和途径来上报。四是绩效考核的需求,即基层医疗卫生机构和上级卫生行政部门的绩效考核数据，凡是基层医疗卫生信息系统已有的即以信息系统中的为准。五是居民的健康需求，居民接受公共卫生服务和基本医疗服务时，需要提供的个人信息和资料，凡是基层医疗卫生信息系统已有的即可从信息系统中获取，无需个人再手工填写填报。

四、常见问题及处理

1. 认识问题：没有认识到基层医疗卫生信息建设的实质是促进基层卫生工作，信息化不是一项单独的工作，为信息化而信息化，将其作为一项独立的工作去“抓”势必走入信息化误区、违背信息化的初衷。就工作量而言，信息化不是在原有工作的基础上做加法（增加工作量），而应该是在原有工作的基础上做减法（减少工作量，提高工作效率）。信息化建设的推进势必需要对既往手工模式下的业务工作和管理工作进行调整和变革，信息系统应用必须与基本医疗和公共卫生服务等业务工作捆绑起来、统筹规划、融合推进，是“一把手”工程，宜“一把手”直管。不对传统的工作模式进行调整，不建立起新的基于信息技术支撑的工作模式和管理模式，信息化建设不可能深入，也不可能持久。

2. 培训问题：基层医疗卫生信息系统的培训难度很大，人多、面广、基础差，且人员岗位变动频繁，培训不到位直接影响系统的运行效果。做好培训的基础是编好培训教材，其次是选择有效适宜的培训方式。针对不同内容，如计算机基本操作和软件的操作使用，不同的培训对象，如医务人员和信息管理员采用不同的培训方式，计算机基本操作的培训以自学为主、指导为辅，社区卫生服务中心、卫生院的操作人员可以由各单位的信息管理员指导操练，社区卫生服务站、村卫生室的操作人员可以采取先集中指导再自学的方式。软件的操作培训可采用先培训社区卫生服务中心、卫生院的信息管理员，再向机构内医护人员推进的方式；也可以采取集中培训好一个社区卫生服务中心或一个卫生院的所有操作人员，再以此单位为“种子”，临近基层医疗卫生机构的人员全部到这个种子机构来进行相同岗位“对口”培训的方式。不管何种方式的培训，均要有考试考核，考核成绩应与上岗、待遇等进行关联。

3．速度问题：基层医疗卫生信息系统的使用能提高业务工作速度吗？为什么很多单位出现的是系统启用后业务处理速度低于既往手工流程效率的现象？其原因有三：一是既往手工流程不规范，很多必填项目未填写。二是新流程中一个人完成了多个人的工作。如：既往由公卫人员事后录入孕产妇服务记录、事后录入儿童体检记录的工作，在信息系统流程已融入到门诊医生工作站中，门诊医生的诊疗记录中已包含了公共卫生服务所需要的信息。三是软件设计有缺陷，使用不便捷。

对于第一种情况需要通过培训提高使用者的操作能力，第二种情况则需通过增加人员或调整绩效考核方法进行补偿，应有措施鼓励在基本医疗服务的同时开展公共卫生服务、采集公共卫生服务的信息。通过对既往利益格局的调整，建立起新的基于信息技术支撑的新的利益格局和利益链，实现信息技术推进下公卫和医疗的多赢共进。第三种情况需要软件公司优化程序、提高软件易用性和快捷性。基层医疗卫生信息系统的使用对象有别于二、三级医院的医务人员，也给软件研发提出了更高要求，速度优化的达标标准为信息采集速度不低于手工操作。

速度问题一般不是单一问题，是多因素的复合表现，从整体趋势而言，计算机操作最终将快于手工、优于手工。

4．业务规范的问题：基层医疗卫生机构的管理模式千差万别，基层医疗卫生信息系统的应用必定会出现流程不符、“水土不服”的情况。在基层医疗卫生信息系统的使用前，各区县卫生行政部门应对辖区内基层医疗卫生机构的管理模式进行调研，根据国家有关规定和政策要求规范基层的业务工作，规范业务并不是简单地固化一个全辖区的业务流程，而是将各项业务工作归纳为若干个规范模式。软件公司再根据这些规范后的模式调整软件。业务规范就像交叉路口的红绿灯和电子警察，将限制无约束的个人随意行为，将有一个从不习惯到习惯的过程。没有业务的规范，也就没有信息系统的用武之地，也不可能有业务质量和效率的提升。

5．数据标准的问题：由于既往基层医疗卫生机构管理单元的分割、工作习惯的差异，在使用统一计算机软件时肯定会出现数据标准难统一的问题。特别是系统启用之初，统一的基础字典很难被认可。如：疾病诊断代码与临床诊断术语的不一致，为此基层医疗卫生信息系统可以为标准名称建立一张对应表，即将习惯用语（俗语）与规范的标准名称进行匹配对照，在尊重传统习惯的同时又保证了数据的标准与规范。

◇××省基层医疗卫生信息系统实施方案（摘录）◇

1. 项目实施目标和内容

1-1. 项目目标

通过基层医疗卫生信息化建设，建立统一高效、资源整合、互联互通、信息共享、透明公开、安全可靠、使用便捷、实时监管的基层医疗卫生信息系统，提高基层医疗卫生资源利用率和医疗卫生服务质量，支撑覆盖城乡居民的基本医疗卫生制度，为农民群众提供安全、有效、方便、价廉的医疗卫生服务。

1-2. 建设内容

1-2-1. 平台建设。建设覆盖省、市、县、乡、村医疗卫生机构的五级网络。建立三级平台，一是建立省级基层医疗卫生信息系统数据交互中心和省级业务平台。二是建立各市州基层医疗卫生信息系统数据中心和市级业务平台，作为本辖区基层医疗卫生信息系统的运营支撑中心。三是建立以市州级网络与数据中心为基础的县级虚拟数据中心与县级业务平台。实现县域内卫生行政部门与乡镇卫生院、村卫生室等机构的互联互通和信息共享；通过省级平台实现全省各市州、县市区基层卫生数据的交换。

1-2-2. 硬件建设。全省所有社区卫生服务机构、乡镇卫生院和行政村卫生室根据需要配置台式电脑、针式打印机和读卡器（刷卡机）等设备，并开通宽带网业务。市、县两级卫生行政部门均需配置相应工作电脑。

1-2-3. 软件建设。全省统一开发和推广应用基层医疗卫生信息系统，包含健康档案、公共卫生、基本医疗、药品管理、新农合即时结报、绩效考核等六大功能的一体化业务管理信息系统。满足基层医疗卫生机构业务开展的需要，满足业务管理部门对数据的汇总及查询等要求，实现全省建立居民健康档案的需要。

2. 实施方法

2-1. 统筹规划。我省基层医疗卫生信息系统，由省卫生厅会同相关部门统一规划，统筹安排。做到“六统一”：即统一顶层设计、统一软件研发、统一招标采购、统一数据标准、统一工作流程、统一管理模式。

2-2. 分步实施。基层医疗卫生信息系统所有模块的整体推广使用，即从×年×月起实施，×月至×月完成软件标准化工作，×月至×月在指定的县市区开展试点并通过省卫生厅统一组织验收，×月起，在全省乡村两级医疗卫生机构全面推广应用。

2-3. 分级负责。全省基层医疗卫生信息系统的推广应用，由省卫生厅农卫处牵头，统一部署、组织、协调、指导和监管，省卫生厅信息中心提供技术咨询和指导；各市州卫生局统一组织、协调和监管，并指定专人负责基层医疗卫生信息化管理工作；各县市区卫生局统一组织实施，并选派专人作为基层医疗卫生信息系统管理员；社区卫生服务机构、乡镇卫生院和村卫生室具体执行农村卫生信息化建设任务；软件服务公司在各级卫生行政部门领导和指导下，负责协助乡村医疗卫生机构落实信息化建设任务，并提供技术支持。

2-4. 分片落实。全省基层医疗卫生信息化建设涉及到全省×个市州、×个县市区、×个社区卫生服务中心、×个社区卫生服务站、×所乡镇卫生院和×所村卫生室，由中标的×家软件公司各负其责，分片实施。

3. 项目实施要求与保障措施

3-1. 加强组织领导。各级卫生行政部门要成立基层医疗卫生信息化建设领导小组，一把手负总责，分管领导具体抓，加强组织领导，设立专门机构，配备专职人员。市级卫生行政部门应成立信息中心（办），引进专门人才，保障市州级网络与数据中心的正常运行和本地区卫生信息化工作的正常开展；区县卫生行政部门和社区卫生服务中心、乡镇卫生院要指定一名既懂计算机基础知识又懂业务的人员负责基层医疗卫生信息管理系统的日常管理及维护，并对基层医疗卫生单位的软件使用人员进行技术指导。各级各单位要将基层医疗卫生信息化建设工作列入部门、单位、个人工作绩效考核指标，落实工作责任。

3-2. 积极稳步推进。各地各单位要根据省卫生行政部门的统一安排，按照统筹规划、整体设计、分步实施、注重实效的原则，全面部署、精心组织，在项目实施前，认真制定本地本单位项目实施计划和工作流程，根据本地实际，宣传动员、分层培训、分批启动、分步实施、全面落实。在项目实施过程中，积极、主动协调配合项目软件公司做好基层医疗卫生信息化建设项目的软件安装、系统调试、人员培训等工作，并加强县级虚拟软件信息平台建设。在项目完成后，及时总结和交流经验，并开展跟踪、指导和评估工作。确保基层医疗卫生信息化建设稳步推进。

3-3. 加强督查评估。各级卫生行政部门要做好项目实施情况的检查、督导和评估工作。在项目实施期间，要开展专项督查，并将督查结果及时反馈给实施项目的软件公司和上级卫生行政部门，及时发现问题、帮助解决问题，确保项目实施进度。同时，要建立健全基层医疗卫生信息化建设项目的各项管理制度和工作机制，明确基层医疗卫生机构、卫生行政部门和实施项目软件公司三方职责，责任到单位、到时间、到人员，实施责任制和责任追究制。制定基层医疗卫生信息化建设项目管理办法和考核评估办法，定期或不定期组织相关专家对各地项目实施进展情况进行检查和督导，并将检查和督导情况与公共卫生服务绩效考核挂钩，促进项目工作落到实处。

3-4. 建立健全信息化工作规章制度。基层医疗卫生信息化建设是一项全新的工作，为保证工作持续规范的推进，必须建立健全有关规章制度，包括硬件设备的保管运行和维护的管理制度，系统软件的维护管理制度，应用系统的升级与维护制度，软件的权限控制、系统安全、数据安全等管理制度。通过规章制度的建立使信息管理工作制度化规范化。

3-5. 加强信息化人才队伍建设。基层医疗卫生信息化建设需要一大批既熟悉计算机技术又熟悉基层卫生工作业务的人才，没有这样一支人才队伍，建立起的信息系统就难以持续运行。各级领导要带头学习和掌握使用信息技术，各地要通过各种途径和方法开展信息技术的培训与学习，针对存在和出现的问题进行现场解答和讲解。要培养自己的系统管理员和维护员逐步承担系统运行和维护工作。

3-6. 逐步实现业务工作和管理工作与信息化工作全面融合。信息化建设不是一项独立的工作而是推进基层卫生工作的手段，要逐步将基层卫生服务的业务工作与信息化工作全面融合，借助信息技术提高基层卫生工作的服务质量，让广大群众享受到更方便、更优质、更及时、更经济的公共卫生服务和基本医疗服务。要逐步将基层卫生的管理工作与信息化工作全面融合，借助信息技术提升基层卫生工作的管理水平，实现从粗犷管理向精细管理、事后管理向过程管理、定性管理向定量管理的转变；使传统型的基层卫生工作提升为信息化数字化的基层卫生工作。

4. 责任分工。基层医疗卫生信息系统推广应用是一项庞大的系统工程，涉及多层级、多部门、多单位，在实施过程中，务必明确各级卫生行政部门、各基层医疗卫生机构和软件公司三方的职责，做到责任到时间段、到责任部门、到实施单位、到责任人，扎实推进基层医疗卫生信息系统推广应用的顺利进行。具体责任分工如下：

4–1. 省卫生行政管理部门。全面负责基层医疗卫生信息系统应用工作的统筹规划、组织协调、实施部署、监督管理、考核评估等工作。制定全省基层医疗卫生信息系统实施方案，提出实施目标和工作要求，对实施全过程进行监督和管理，组织验收和评估等。

4–2. 省卫生信息主管部门。对基层医疗卫生信息系统应用提供技术支持，制定软件系统应用实施的现场验收标准，对实施工作中的问题进行技术咨询和指导，对全省实施应用情况和软件公司的技术服务进行监管等。

4–3. 市级卫生行政部门。做好辖区内基层医疗卫生信息系统实施工作的组织协调、指导和监督管理等工作；协助软件公司安装服务器、完善数据运行环境和网络环境，做好市级数据中心的管理和维护工作等。并及时掌握实施工作进度，掌控各项工作质量，及时发现和解决实施中的各类问题，按要求定期上报各类统计信息。

4–4. 区县级卫生行政部门。全面负责辖区内基层医疗卫生信息系统实施工作的组织、协调、指导和监管等工作。负责做好基层医疗卫生机构硬件设备的验收、分发、安装、调试等工作；做好各相关单位与基层医疗卫生信息系统对接的协调工作等。逐步建立基于信息技术的基层卫生工作模式和管理办法。

同时，使用基层医疗卫生信息系统获取相关信息，开展绩效考核并逐级上报实施工作进展和各类统计信息。

4-5. 社区卫生服务中心、乡镇卫生院。全面应用基层医疗卫生信息系统，采取切实可行的措施，将使用任务落实到每个岗位、每个人，确保软件正常、平稳、持续运行。指定专人负责为本辖区内社区卫生服务站、村卫生室的系统运行做好技术服务与管理工作。为基层医疗卫生信息系统的应用做好环境准备（包括计算机、宽带等），按照统一制定的数据接口标准要求，配合做好各类信息系统与基层医疗卫生信息系统的对接；协助电脑公司、软件公司做好辖区内医务人员和院内相关人员培训工作；负责辖区内配置的电脑设备验收、保管和分发工作；负责做好收集、汇总、上报本单位及社区卫生服务站、村卫生室有关系统应用的意见、建议等。

4-6. 社区卫生服务站、村卫生室。按要求应用基层医疗卫生信息系统相关模块。做好系统应用的环境准备工作（包括宽带等），按时参加举办的软件系统培训，熟练使用基层医疗卫生信息系统并收集、整理与上报相关信息等。

4-7. 软件公司。协助各市州数据中心完成系统部署和数据中心的系统维护；对区县级卫生行政部门和基层医疗卫生机构相关人员进行软件系统的全面培训，并提供纸质操作说明书；做好基层各单位现有系统的对接，如需替换原有系统，做好原系统历史数据的导入和转换工作；做好各区县级医疗卫生机构（包括农合机构、卫生监督机构、疾病控制中心等）信息系统与基层医疗卫生信息系统对接工作，做好与县市区区域卫生信息平台对接。

软件公司在实施前应与区县卫生行政主管部门签订实施协议，明确双方的权责，保证实施顺利推进。实施协议范本见本节附录1。

附录1 "基层医疗卫生信息系统实施合作协议"示例

××省基层医疗卫生信息系统实施合作协议

甲　方：＿＿＿＿＿＿区县卫生局

乙　方：＿＿＿＿＿＿公司

一、项目目标：

甲乙双方共同在所辖地区部署实施"基层医疗卫生信息系统"，实现基层卫生机构有关业务的信息采集、利用、统计、分析和信息共享等功能，乙方负责调试软件和培训人员，使应用软件得以正常运行，并对软件进行统一升级。双方经过平等协商，在真实、充分地表达各自意愿的基础上，达成如下协议，并由双方共同恪守。

二、各方职责：

甲方：

1. 甲方成立项目领导小组，局长牵头，负责对项目工作总体督导。指定项目实施负责人和专职信息管理员，负责辖区内信息化建设工作、督导各社区卫生服务中心、乡镇卫生院、社区卫生服务站和村卫生室的信息化工作进程。

2. 甲方按乙方要求完成前期准备工作，包括基本情况的调研，基本资料的收集统计，各实施单位计算机、打印机、网络及通信环境的准备。

3. 甲方按乙方所提标准的要求提供培训场地和设施，负责组织业务股室的负责人、基层卫生机构负责人和业务人员参加培训，并进行考核。

4. 甲方采取下发文件、召开会议、现场督察等方式，确保项目按计划推进实施。

5. 甲方在乙方提出验收申请一周内组织本辖区的内部验收工作，内部验收完成一周内甲方向上级卫生行政主管部门提出申请。

乙方：

1. 乙方向甲方提供符合《基层医疗卫生信息系统技术规范》的软件系统供甲方使用。

2. 乙方组织实施队伍，前往现场工作，并明确项目负责人。保证内部验收完成前，在现场的实施人员不少于×人（由甲方负责考勤）。

3. 乙方负责编制实施计划并向甲方提供各类调查表文本模板、基层医疗卫生机构实施协议模板，领导责任书、信息管理员工作规范模板，经甲方审定后发布执行。

4. 乙方需提供培训的主讲人员，提供培训教材和考试试卷；并与基层医疗卫生机构信息管理员共同培训各岗位使用软件，支持软件上线运行。

乙方负责安排专人在基层医疗卫生机构协助下组织辖区内的一次集中使用培训。

5. 乙方在实施过程的各里程碑节点（根据区县实施方案）向甲方提供各项文档，定期向甲方报告进度和整体进展情况，根据进展情况提出行政支持的要求。

6. 乙方配合甲方的正式验收计划，提供技术支持。

三、实施费用

1. 人员费用

2. 会议会议

3. 车辆费用

由于乙方的原因，造成系统不能如期启动运行，延期后的培训费以及与实施有关的费用均由乙方承担；由于甲方的原因，造成系统不能如期启动运行，延期后的乙方的差旅费均由甲方承担。

四、保密义务

甲方：

1. 保密内容(包括技术信息和经营信息)：乙方提供的技术资料及文档(《操作手册》、《用户手册》除外)。

2. 涉密人员范围：仅限于对本系统进行验收和直接维护的人员。

3. 保密期限：大于20年。

4. 泄密责任：赔偿乙方的损失。

乙方：

1. 保密内容（包括技术信息和经营信息）：甲方提供的技术资料、软件系统中各类数据信息。

2. 涉密人员范围：软件研发人员、维护人员和可以接触到以上资料和数据的人员。

3. 保密期限：大于20年。

4. 泄密责任：赔偿甲方的损失。

五、项目实施过程中涉及到的各项文档报告，各方签字确认后提交上级卫生行政主管部门。

六、本协议壹式贰份，具有同等的法律效力，甲乙双方各执壹份，双方代表签字盖章后生效；

七、本协议未尽之事宜，双方本着友好协商、相互配合的原则，另行商议解决。

甲方：	乙方：
（签章）：	（签章）：
日期：　年　月　日	日期：　年　月　日
电话：	电话：
地址：	地址：

第四节　现场验收的管理

基层医疗卫生信息系统现场验收是在用户工作现场，专家对信息系统在真实的业务环境下软件功能的使用情况，业务工作的开展模式、数据信息的流转方式等方面进行评估。软件验收是对软件功能是否实现、有无的评测，现场验收是对软件功能是否实用、是否好用的评测，是对软件应用效果的客观评价。同时现场验收还将对于医疗卫生机构信息化推进情况以及承建商服务情况进行综合评价。

现场验收一般需要在软件正式上线并平稳运行一个月以后，由承建商和用户单位共同提出验收申请，由卫生行政部门组织专家依据合同和相关技术资料来进行。

一、验收方案

1. 验收内容：现场验收的对象包括县、乡、村三级机构的相关用户，针对不同的用户，验收的内容也各有不同，各有侧重。对于区县卫生局机关可从组织管理情况、项目推广应用情况、局机关软件使用情况、公司服务情况、数据安全与管理、局端与客户端报表数据一致性等方面进行评价。卫生局机关各验收项目的详细内容及验收评分表见本节附录 1。

社区卫生服务中心和乡镇卫生院的验收内容包括：组织管理情况、健康档案更新情况、服务记录进入电子健康档案情况、软件功能使用情况、公司服务情况等方面。各验收项目的详细内容及验收评分表见本节附录 2。

社区卫生服务站和村卫生室的验收内容主要为服务记录进入电子健康档案情况、软件功能使用情况、公司服务情况等。各验收项目的详细内容及验收评分表见本节附录 3。

2. 验收方式：对于区县辖区内的应用单位可采取抽查的方法，一般一个县抽查一个中心卫生院和一个一般卫生院，每个卫生院范围内抽查两个村卫生室。一个区抽查一个规模较大的社区卫生服务中心和一个一般的社区卫生服务中心，每个社区范围内抽查两个社区卫生服务站。

二、验收

1. 人员分工：根据验收的内容，验收专家可分为若干个小组，如局机关小组、中心卫生院小组、一般卫生院小组等，每个小组 2 ~ 3 名专家。同时区县卫生局要为每个小组安排一名联络员和必要的交通工具。为配合验收，承建商可为每个小组配备 1 ~ 2 名技术人员全程参与。

2. 验收记录：验收记录包括验收评分表、评分汇总表、验收过程中生成的数据和文件、打印出的资料和表格。验收过程中出现的错误（如出错提示、运算错误）采取拍照、截屏等方式保存当时的界面，并提醒公司技术人员同时进行记录。对公司不能实现的功能和功能点请公司技术人员签字确认。公司技术人员不参与验收的具体操作，可对出现的问题进行解释。

三、验收结果评估

将卫生局机关、社区卫生服务中心和乡镇卫生院、社区卫生服务站和村卫生室的验收情况进行综合评价，根据验收评分和专家会商的意见，确定最终验收结果形成验收报告。验收结果一般为通过或不通过。

四、常见问题及处理

1. 人员及环境的准备：现场验收涉及的应用人员比较多，应事先通知有关人员必须在岗，如果某岗位无操作人员，该岗位只能按未通过处理。被验收单位应保证验收时网络畅通、供电正常、设备状况良好，并要有突发事件的应急预案，确保验收顺利完成。

2. 现场的协调：验收现场难免出现专家与验收对象意见不一致的情况，联络员应及时进行协调。属于管理方面的问题不在现场讨论。属于因培训不到位而未能实际应用的功能作好记录。属于软件本身的功能问题，联络员将专家、操作人员和公司技术人员各方的意见作好记录，将争议“封存”并继续验收。

3. 对验收结果的异议：公司对验收结果有异议，可提出书面意见。验收工作组应予认真审核解答，评分计算错误需要当事人重新认定签名，原来的记录必须同时保存。功能等评分的修改不但需要当事人重新认定签名，并通报给所有专家。

附录1 卫生局机关各验收项目的详细内容及验收评分表

附表1-1 基层医疗卫生信息系统卫生局机关组织管理情况评分表（满分100分）

验收内容	评分
已成立信息化工作领导机构（10分）	
局机关计算机等设备配置满足应用要求（10分）	
有工作计划、人员责任及分工（10分）	
有培训计划、培训记录和考核记录（10分）	
定期对工作的进展情况进行督查指导（看汇报、记录）（10分）	
确定了信息管理员，并开展了工作（10分）	
建立基于信息技术的卫生工作模式和管理办法（20分）	
使用卫生信息系统开展绩效考核（20分）	
合计	

附表1-2 基层医疗卫生信息系统卫生局机关使用情况评分表（满分100分）

验收项目	验收内容	评分
局长应用（15分）	局领导能通过系统进行查询与分析（包括公共卫生、基本医疗、绩效考核、统计报表等）	
办公室（15分）	辖区基层医疗机构的基本情况统计及汇总	
	辖区基层医疗机构的业务情况统计及汇总	
	基本医疗与公卫服务信息的信息共享和互联互通	
	各类统计表和查询结果的准确性和一致性、各类统计表和查询结果是否一致	
公共卫生（20分）	健康档案查重与正确情况的统计汇总	
	公卫服务记录完整与正确情况的统计汇总	
	健康档案与服务记录、各服务记录之间的信息共享和互联互通	
	各类统计表和查询结果的准确性和一致性、各类统计表和查询结果是否一致	

（续表）

验收项目	验收内容	评分
医政管理（15分）	辖区基层医疗机构的基本医疗业务运行情况统计及汇总	
	基本医疗文书病历完成与完整情况的统计及汇总	
	门诊与住院、处方与病历、医疗文书之间信息共享和互联互通	
	各类统计表和查询结果的准确性和一致性、各类统计表和查询结果是否一致	
药政管理（15分）	全县基层医疗机构的药品使用情况统计及汇总	
	全县基层医疗机构的基药和抗菌药物药品使用情况统计汇总	
	各类统计表和查询结果的准确性和一致性、各类统计表和查询结果是否一致	
会计核算（20分）	基层医疗机构的业务收入情况的统计汇总与财务账是否一致	
	基层医疗机构的药品支出情况的统计汇总与财务账是否一致	
	基层医疗机构收费票据管理情况	
合计		

卫生局领导、业务股室负责人操作，专家评分。

附表 1–3 基层医疗卫生信息系统卫生局机关推广应用情况评分表（满分 100 分）

项目	指标名称	指标值来源	单项目分值	评分
推广应用情况	健康档案电子化率达 50%（20 分）	与省统计表对照	10	
	完全应用的单位（要求 50% 以上） 打印绩效考核表、应用人次数超过建立健康档案人数的 5% 为完全应用单位（70 分） 不能生成绩效考核表则不记分	现场统计	80	
	获取县级医疗机构诊疗信息进入健康档案查询健康档案（10 分）	现场统计	10	
合计				

信息管理员操作，专家评分。

附表 1–4 基层医疗卫生信息系统卫生局机关对公司的服务情况评分表（满分 100 分）

主要内容	评分
公司接到用户维修要求后 1 小时快速响应、24 小时内派专业工程师到达买方县实施维修（30 分）	
实施维修时问题解决率大于 80%（40 分）	
用户对公司的服务态度、服务质量满意度超过 60%（20 分）	
提供纸质的用户使用手册（10 分）	
合计	

专家访问局领导、信息管理员、公共卫生科、财务核算中心 5 人以上，综合评分。

附表 1–5 基层医疗卫生信息系统卫生局机关数据安全与管理评分表（满分 100 分）

项目	主要内容	评分
数据安全（20分）	保证数据安全，数据不能被非法窃取、篡改和删除。建立了信息安全管理制度，严格计算机网络密码和操作权限的管理	
	对能够确认居民身份的敏感数据进行加密	
	统计数据按权限分级管理，业务数据按角色分级审查	
数据接口（20分）	提供基于 WEB SERVICE 的标准数据接口，接口方式安全、高效 提供逻辑审核功能，所有导入数据均需审核通过后方能写入 提供仪器设备接口、LED 等显示设备、语音设备和读写卡设备的接口 提供与其他系统数据共享的功能	
数据备份（20分）	具有数据备份的功能，包括自动定时数据备份和手工操作备份。要求同时提供数据库格式和通用格式（txt、dbf 等格式文件）两种公开形式备份文件。提供的备份程序可设定应备份的数据库和数据表、间隔时间、备份地址，支持完全备份和增量备份；支持通用格式文本备份。有管理数据备份的功能，能实现备份情况的查询统计	
数据恢复（10分）	提供数据恢复程序实现备份数据的恢复，包括操作系统恢复和手工操作恢复；可选定文件、日期来恢复数据	
数据传输（10分）	可通过 VPN 虚拟专线在公众数据网络上建立属于本系统的私有数据网络。通过相应的加密和认证技术以确保用户的数据在公用网络上的传输安全，从而实现网络数据的专有性	
数据交换（20分）	提供完整的数据交换解决方案，包括双向转诊、数据更新、数据同步等。支持离线方式，保证系统的（划价、收费）关键业务不间断运行，并在网络恢复时进行数据同步，并保证数据的一致性。同时，系统应能提供在终端意外断线或脱机情况下查询特定历史数据的功能	
合计		

信息管理员操作，专家评分。

附表 1-6 基层医疗卫生信息系统卫生局机关数据标准与系统性能评分表（满分 100 分）

项目	主要内容	评分
数据标准（45分）	用 EXCEL 格式导出一个村下列 15 张表的数据、数据表结构，核对是否符合规范要求（每张表 3 分）： 个人基本信息表、健康体检表、儿童健康保健卡表、儿童健康检查记录表、孕产妇登记表、孕产妇复检记录表、高血压管理卡、高血压管理对象随访表、门诊收费表、门诊收费明细表、住院患者信息表、住院费用明细表、出院结算表、病案首页、出院记录	
性能指标（55分）	系统登录延迟：普通 PSTN 拨号上网＜15 秒、ADSL 拨号上网＜4 秒（5 分）	
	数据提交延迟：普通 PSTN 拨号上网＜10 秒、ADSL 拨号上网＜3 秒（10 分）	
	数据上传、下载模块实现网络连接时工作站和服务器进行同步数据传送速率：普通 PSTN 拨号上网通常可达 30bps、ADSL 拨号上网下行速率通常可达 300bps （5 分）	
	录入一份健康档案个人基本信息和健康体检表：录入已填好的纸质健康档案个人基本信息表和健康体检表的平均时间＜5 分钟 （5 分）	
	检索 1 万条详细记录的 1 个主要字段：耗时＜10 秒 （10 分）	
	取 50 万条数据的查询：不带条件检索＜50 秒、带条件检索＜10 秒（10 分）	
	国家卫生统计表汇总：全县（市）数据汇总＜15 秒 （10 分）	
	本地数据库备份：50 万人口的县（市）＜2 分钟 （5 分）	
	本地备份数据恢复到数据库：50 万人口的县（市）＜2 分钟 （5 分）	
合计		

信息管理员操作，专家评分。

附表 1-7 基层医疗卫生信息系统卫生局机关数据一致评分表（满分 100 分）

内容	数据核对情况登记	评分
健康档案评分情况统计（20 分）		
预防接种评分情况统计（10 分）		
县儿童保健评分情况统计（10 分）		
县孕产妇保健评分情况统计（10 分）		
县高血压病管理评分情况统计（10 分）		
县糖尿病管理评分情况统计（10 分）		
医疗机构出院病人费用分类表（15 分）		
医疗机构门诊病人费用分类表（15 分）		
合计		

信息管理员操作，专家评分。打印 ×× 年 × 季度统计表，每表至少抽查 10 个数据项目，与查询的数据进行对照。按各表符合比例汇总；单表记分标准：误差大于 10% 不记分，误差在 10%—5% 记 60% 的分值，小于 5% 记 80% 的分值，无误差满分。表格无数据不记分、查询不能实现不记分。

附表 1–8 基层医疗卫生信息系统软件及文档评分表（满分 400 分）

项目	内容	评分
软件规范符合程度（100 分）	登录界面（10 分）	
	二级功能菜单分类及名称（20 分）	
	三级功能菜单分类及名称（20 分）	
	有进程提示（20 分）	
	功能页面简洁（不超过 5 个页面为满分，增加一个扣 1 分）（20 分）	
	操作简便（10 分）	
文档（100 分）	系统管理员维护手册（10 分）	
	可行性分析（研究）报告（5 分）	
	软件（或项目）开发计划（5 分）	
	数据需求规格说明（10 分）	
	接口需求规格说明（5 分）	
	系统／子系统设计（结构设计）说明（30 分）	
	软件（结构）设计说明（5 分）	
	接口设计说明（5 分）	
	数据库（顶层）设计说明书（5 分）	
	（软件）用户手册（10 分）	
	测试计划（5 分）	
	测试报告（5 分）	
文档与实际功能一致程度（200 分）	《软件需求规格说明》得分（评分表见表附表 1–9）	
合计		

软件公司提供文档，专家评分。

附表 1–9 《软件需求规格说明》描述与软件实际功能一致性评分表

子系统名称	功能点	功能设计、输入参数、输出参数、程序逻辑、异常与错误处理	分值	得分
预防接种	按姓名查找对象		10	
	记录接种信息		10	
	接种后事项告知		10	
	疫苗效期报警		10	
	疫苗入库		10	
……				
……				
合计				

《软件需求规格说明》与软件实际功能一致性验收：分别抽查四个子系统的五个功能，看其文档描述与实际功能实现是否一致。软件公司提供文档，专家评分。

附录 2 社区卫生服务中心和乡镇卫生院各验收项目的详细内容及验收评分表

附表 2–1 社区卫生服务中心和乡镇卫生院组织管理情况评分表（满分 100 分）

验收内容	评分
试点应用任务落实到每个岗位、每个人（20 分）	
机房安全、网络安全、计算机应用管理制度建设（20 分）	
有专人负责为本院与辖区内基层机构系统运行做好技术服务与管理工作（10 分）	
机构内其他信息系统已与基层医疗卫生信息系统对接（20 分）	
能使用信息系统开展绩效考核（10 分）	
院长操作使用（20 分）	
合计	

附表 2–2 社区卫生服务中心和乡镇卫生院健康档案更新情况评分表（满分 100 分）

抽查计算机中 3 ~ 4 个社区小区或村民组 100 份健康档案，查看近 3 月内有无更新记录，有更新记录的样本占抽查总数的 5%（以上），即为满分。

序号	档案号	更新记录	评分
1			
2			
	……		
100			
	合计		

公共卫生办（科）操作，专家评分。

附表 2-3 社区卫生服务中心和乡镇卫生院公卫服务记录进入健康档案情况评分表（满分 100 分）

抽查孕产妇、儿童体检、高血压患者的纸质档案各 10 份，核对计算机健康档案中是否有记录。健康档案中有对应记录的样本占抽查总数的 80%（以上），即为满分。

序号	纸质档案号	计算机中对应记录	评分
1			
2			
	……		
30			
	合计		

公共卫生办（科）操作，专家评分。

附表 2-4 社区卫生服务中心和乡镇卫生院基本医疗记录进入健康档案情况评分表（满分 100 分）

抽查出院病历、门诊处方各 10 人次，核对计算机健康档案中是否有记录。健康档案中有对应记录的样本占抽查总数的 60%（以上），即为满分。

序号	基本医疗资料号	计算机中对应记录	评分
1			
2			
	……		
20			
	合计		

门诊、住院部及公共卫生办（科）操作，专家评分。

附表 2-5 新农合补偿信息进入电子健康档案（满分 100 分）

从有新农合补偿的出院病历中抽 10 份，核对计算机健康档案中是否有补偿记录。健康档案中有补偿记录的样本占抽查总数的 80%（以上），即为满分。

序号	出院病历号	健康档案中有新农合补偿信息	评分
1			
2			
	……		
10			
	合计		

住院部、公共卫生办（科）操作，专家评分。

附表 2-6 社区卫生服务中心和乡镇卫生院软件使用情况（满分 100 分）

了解软件使用情况，其中 14 个功能模块为必查模块，再从其余模块中至少抽查 6 个功能模块。每个模块的评分点与软件验收的功能表一致，如“健康档案管理”的功能评分点如下表：

功能模块	功能菜单	功能点	功能使用程度				
			无 0	仅有 1	可用 3	较好 4	很好 5
健康档案管理	采集管理	连续采集功能					
		单独采集一张表					
		单独采集一个数据子集					
		提供多种快速采集功能					
		自由文本字段保存与复用					
	评价	完整性评价					
		正确性评价					
		逻辑性评价					
		数据质量评分					
		评价结果可保存					
	查重	查某一个人是否重复					
		查某一群人中是否重复					
	统计查询	提供多种查询方式					
		查询结果显示					
		查询结果导出					
	修改更新	修改 / 更新一个人的健康档案					
		修改 / 更新一批人的一个数据子集					
		保存修改 / 更新痕迹					
	结案 / 删除	删除一个人 / 一批人健康档案					
		办理结案					
		保存结案 / 删除痕迹					
	展示导出	选定一个人 / 一批人健康档案					
		展示一批人的健康档案列表					
		展示一个人的健康					
		多格式导出健康档案					
	系统维护	字典维护					
		流程维护					
		维护痕迹保存					

表中“功能使用程度”分为 0 ~ 5 个级别：0：没有使用。1：试用过，但未正式使用。2：曾短期内使用过，目前没有使用了。3：当前在用，还不能满足业务或管理需要。4：当前在用，能基本满足业务或管理需要。5：当前在用，能完全满足业务或管理需要。

评分采用功能点累计积分评分方法，即各功能点平均得分 / 模块的分值。

由于篇幅的限制，其他各模块的评分功能点参考“软件验收”一节中的内容。各模块的功能评分汇总表如下：

附表 2-7 基层医疗卫生信息系统软件使用情况评分汇总表（满分 100 分）

项目	模块名称	得分
必查功能模块（每个模块的分值为 5 分，共 70 分）	健康档案管理	
	孕产妇系统管理	
	妇科病普查管理	
	儿童健康体检	
	高血压患者健康管理	
	门诊医生工作站（妇产科门诊）	
	门诊医生工作站（儿童保健门诊）	
	药房管理	
	住院管理	
	住院医生工作（妇产科）	
	护士工作站	
	院长查询	
	统计报表	
	业务监测	
抽查功能模块（抽查 6 个、每个 5 分，共 30 分）	模块 1：	
	模块 2：	
	……	
	模块 6：	
合计		

社区卫生服务中心和乡镇卫生院各岗位人员操作，专家评分。

附表 2-8 社区卫生服务中心和乡镇卫生院对公司的服务情况评分表（满分 100 分）

主要内容	评分
公司接到用户维修要求后 1 小时快速响应、24 小时内派专业工程师到达买方县实施维修（30 分）	
实施维修时问题解决率大于 80%（40 分）	
用户对公司的服务态度、服务质量满意度超过 60%（20 分）	
提供纸质的用户使用手册（10 分）	
合计	

专家访问正、副卫生院院长，信息管理员，公共卫生科科员 / 工作人员，会计 5 人以上，综合评分。

附表 2-9 基层医疗卫生信息系统软件规范情况评分（满分 100 分）

内容	评分
登录界面（10 分）	
二级功能菜单分类及名称（20 分）	
三级功能菜单分类及名称（20 分）	
有进程提示（20 分）	
功能页面简洁（不超过 5 个页面为满分，增加一个扣 1 分）（20 分）	
操作简便（10 分）	

信息管理员操作，专家评分。

附录 3 社区卫生服务站和村卫生室各验收项目的详细内容及验收评分表

附表 3-1 公卫服务记录进入健康档案情况评分表（满分 100 分）

抽查孕产妇、儿童体检、高血压患者管理等有关纸质资料各 10 份，核对计算机健康档案中是否有记录。有对应记录档案的占抽查总数的 80%（以上），即为满分。

序号	纸质资料编号	计算机中对应记录	评分
1			
2			
	……		
30			
	合计		

站（村）医生操作，专家评分。

附表 3-2 基本医疗记录进入健康档案情况评分表（满分 100 分）

抽查门诊处方 10 人次，核对计算机健康档案中是否有记录。有记录的档案占抽查处方总数的 60%（以上），即为满分。

序号	处方编号	计算机中对应记录	评分
1			
2			
	……		
10			
	合计		

站（村）医生操作，专家评分。

附表 3–3 新农合补偿信息进入电子健康档案（满分 100 分）

从有新农合补偿的门诊处方中抽 10 张，核对计算机健康档案中是否有补偿记录。健康档案中有补偿记录的样本占抽查总数的 80%（以上），即为满分。

序号	出院病历号	健康档案中有新农合补偿信息	评分
1			
2			
	……		
10			
	合计		

站（村）医生操作，专家评分。

附表 3–4 社区卫生服务站和村卫生室软件使用情况（满分 100 分）

社区卫生服务站 / 村医工作站的各模块为验收模块。验收及评分方法同“社区卫生服务中心和乡镇卫生室软件使用情况”。

附表 3–5 社区卫生服务站和村卫生室对公司的服务情况评分表（满分 100 分）

主要内容	评分
公司接到用户维修要求后 1 小时快速响应、24 小时内派专业工程师到达买方县实施维修（30 分）	
实施维修时问题解决率大于 80%（40 分）	
用户对公司的服务态度、服务质量满意度（20 分）	
提供纸质的用户使用手册（10 分）	
合计	

专家访问站（村）医生，综合评分。

附表 3–6 基层医疗卫生信息系统软件规范情况评分（满分 100 分）

内容	评分
登录界面（10 分）	
二级功能菜单分类及名称（20 分）	
三级功能菜单分类及名称（20 分）	
有进程提示（20 分）	
功能页面简洁（不超过 5 个页面为满分，增加一个扣 1 分，共 20 分）	
操作简便（10 分）	

站（村）医生操作，专家评分。

第五节　维护管理

一、维护规范与制度

1. 日常维护

信息管理员每天上班后必须对系统的运行情况进行检查，检查硬件运行是否正常、有无报警提示，检查系统软件、数据库软件是否运行正常、有无出错和报警提示，检查应用软件是否运行正常、有无出错和报警提示，检查防火墙等安保体系是否正常，检查储存等设备是否运行正常。信息管理员上班后检查的重点一方面是监管数据中心的情况，包括系统内存占用情况、CPU 占用情况、数据库运行情况、应用服务器运行情况等；另一方面是监管客户端的情况，包括登录的客户端的数量、上下行数据流量等情况。

此外，为保证日常维护工作顺利和高效，要求软件公司提供必要的维护工具（维护软件），包括整合的系统运行监管工具、应用软件运行状况的监管工具、数据维护工具等。

2. 管理制度

常用管理制度包括安全保密制度、机房管理制度、维护保养制度、资产管理制度和应急方案。各制度范本如下。

安全保密制度

1. 网络按权限开放，未办理批准手续一律不开放外网；需要开发远程访问端口，必须办理批准手续及限制开发时间。连接医疗仪器的计算机不得接入外网。客户端发现病毒现象应及时与信息管理员联系采取措施，避免病毒传播。

2. 加强机房管理，严禁将机房密码告诉非信息管理人员，未经许可禁止非信息管理人员入内。

3. 加强局域网管理，不得进行任何干扰网络用户、破坏网络服务和网络设施的活动；不允许利用网络散播谣言、淫秽信息、计算机病毒等；不允许通过网络以非法手段进入未授权的计算机系统；不得窃取他人账号身份信息从事违法活动。

4. 未经允许，不能对计算机信息网络功能储存、处理或传输的数据和应用程序进行删除、修改，不能复制计算机数据或程序文件，机房资料外借必须经批准并履行手续，作废资料严禁外泄。

5. 未经许可，不得在工作站安装软驱及光驱，不得在工作站私自增加交换机或路由器，未经许可不得开通或使用 USB 接口，未经批准不得与院外系统及互联网连接。不能故意制作、传播计算机病毒等破坏性程序以及其他危害计算机信息系统安全的操作。

6. 未经允许，工作区任何计算机不得通过除统一出口外的其他方式连接进入 INTERNET。

7. 计算机报废，由信息管理员与使用者对该计算机存储数据进行销毁，避免数据外泄。

8. 离职或离岗人员须立即通知信息管理员对其权限进行修改。

机房管理制度

一、机房人员与出入管理

1. 机房设置专人管理，未经批准，严禁非机房工作人员随意无故地进入机房，杜绝陌生人进出机房。

2. 无关人员未经批准不得进入机房，更不得动用机房设备、物品和资料，确因工作需要，相关人员需要进入机房操作必须经过领导批准并在机房人员的指导或协同下进行。

3. 参观人员进入机房需由机房管理人员陪同，陪同人员应全程陪同并承担参观过程的管理责任。

4. 工作人员离开工作区域前，应保证工作区域内保存的重要文件、资料、设备、数据处于安全保护状态。

5. 任何人不得携带任何易燃、易爆、腐蚀性、强电磁、辐射性、流体物质等对设备正常运行构成威胁的物品进入机房。

6. 未经领导批准，禁止将机房相关的钥匙、密码等物品和信息外借或透露给其他人员，同时有责任对信息保密。对于遗失钥匙、泄露信息的情况要即时上报，并积极主动采取措施保证机房安全。

7. 绝不允许与机房工作无关的人员直接或间接操纵机房任何设备。

8. 出现机房盗窃、破门、火警、水浸、110报警等严重事件时，机房工作人员必须尽快到达现场，协助处理相关的事件。

二、机房设备与环境管理

1. 统一管理机房设备，并完整保存计算机及其相关设备的驱动程序、保修卡、合格证及重要随机文件。

2. 路由器、交换机和服务器等网络关键设备，非机房专职人员不得自行配置或调试。

3. 机房设备的报废应经相关专职人员鉴定和公司领导批准后方可申请报废。机房重要设备的添置应由机房管理员申请并经领导批准后办理。

4. 机房应保持清洁、卫生，并由专人负责管理和维护（包括温度、湿度、电力系统、网络设备等）。

5. 机房管理员应对网络安全及其所涉及的服务器各种账号严格保密。同时应对网络数据流量情况进行监控，从中检测出攻击行为及时应对处理。

6. 机房管理员应对数据实施严格的安全与保密管理，防止系统数据的非法生成、变更、泄露、丢失及破坏。

7. 机房内严禁吸烟、吃食物、嬉戏和进行剧烈运动，机房工作人员应保持机房安静。

8. 定期对机房环境进行清洁，对机器设备吸尘清洁，以保持机房整洁。

三、数据保密与备份管理

1. 根据数据的保密规定和用途，机房管理员应确定使用人员的存取权限、存取方式和审批手续。

2. 任何人员未经批准严禁泄露、外借和转移专业数据信息。

3. 机房管理员应做好数据的备份并异地存放，确保系统一旦发生故障时能够快速恢复，备份数据不得更改。

4. 业务数据必须定期、完整、真实、准确地异地异机保存。

5. 中心服务器数据库要定期进行备份，备份数据应在指定的数据保管室或指定的场所保管。

6. 备份数据资料保管地点应有防火、防热、防潮、防尘、防磁、防盗设施。

四、计算机病毒防范与安全管理

1. 机房管理人员应具备较强的病毒防范意识，定期进行病毒检测，发现病毒立即处理并通知相关部门。

2. 采用国家许可的正版防病毒软件并及时更新软件版本。

3. 经远程网络传送的程序或数据，必须经过检测确认无病毒后方可使用。

4. 机房管理员应随时监控中心设备运行状况，发现异常情况应及时上报并详细记录。

5. 做好网络安全工作，严格保密服务器的各种账号，对操作密码定期更改。超级用户密码由信息管理员或机房主管一人掌握，设置后将密码抄写纸质副本密封后交财务保管，分管领导不定期（不超过三个月）拆封对密码进行核对。

6. 机房管理人员应恪守保密制度，不得擅自泄露中心各种信息资料与数据。

维护保养制度

为了加强管理，保障设备的正常运行，提供良好的监控环境特制定本制度。

1. 值班人员每天对机房进行检查，当发现问题用户反映故障后，将故障现象描述详细记录，并送报主管领导。

2. 信息管理员收到故障记录通知后，针对故障描述进行分析，并携带工具到达现场进行准确判断：

（1）硬件故障

当判定为硬件故障问题时，应在当天进行硬件检修并解决问题。如因硬件设备已经损坏无法解决，应及时与有关维修站（厂家）联系进行硬件更换，更换硬件工作应在报修一周内完成。

（2）软件故障

当判定为软件故障时，应在到达现场时进行软件调试，如调试后仍无法解决时，应在当天对出现故障的软件进行重新安装。

（3）系统故障

当判定为系统故障时，应在到达现场时进行系统调试，如调试后仍无法解决时，应当天对出现故障的计算机进行系统克隆维护。

（4）服务器故障

当判定为服务器故障且无法正常运行时，应及时启用备用服务器，以保证机房的正常运行。

3. 值班人员要认真填写机房设备故障检修记录。

资产管理制度

1. 建立健全资产总账，按固定资产统一目录分类和财政有关规定及时建立明细账，及时记载变动情况，核实资产状况，保证资产完整。

2. 资产采购由分管领导组织实施。在实施中，必须进行市场调查，摸底比较，遵守有关采购规则及流程。

3. 资产购入后要核对实物的型号、单价，做到票、物相符，由经办人签字后，财务参加验收签字、办理入库单，财务和库管员要同时据实建立明细账目。

4. 资产购入如有损坏、质量残次、设备型号配置不符、票物不符均不得办理入库。

5. 资产的使用由信息管理员统一分配调用，使用人员依据办理设备领用手续。

6. 资产的使用、保管，按谁使用谁管理的原则，指定专人，落实责任，防止丢失损坏或公物私用。任何个人不得擅自拆除、挪用、外借、变卖固定资产。

7. 为了延长资产的使用年限，信息管理员要定期检查设备的使用状况，排除隐性事故，及时维修或更换。

8. 资产使用人因工作调动，必须提前归还领用资产设备，信息管理员出具固定资产交清手续。如有损坏丢失，由使用人据实赔偿。在办理交清手续后，方可办理调动手续。

9. 对确实不能使用和修复的资产，按有关规定办理清理及报废手续。

应急方案

科学应对网络与信息安全突发事件，有效预防、及时控制和最大限度地消除信息故障及隐患。

1. 与应急方案有关的部门：信息管理部门、医务科、门诊、住院部、护理部、药剂科、手术室、医技科室、临床科室等。

2. 信息管理部门应急方案

（1）服务器设备：在备用服务器上安装与主服务器相同的运行环境，保持同步，服务器硬件发生故障时启用备用服务器，关闭大量查询统计的业务，保证关键业务的正常运行。若 15 分钟内不能解决故障，门诊收费启用门诊挂号收费单机系统。白天 30 小时内、晚上 6 小时不能解决，各部门启用应急方案。

（2）网络系统：交换机故障，启用备用网络交换机。二层交换设备故障，使用临时交换机。

（3）单一硬盘损坏，及时更换新硬盘，整个磁盘柜损坏，用服务器本身的硬盘代替，保证关键业务正常运转，及时找软硬件厂商协助并恢复。

（4）机房电源断电：及时通知后勤保障部门维修，尽快恢复正常电力，关闭部分非关键设备，保证机房不间断电源在断电 4 小时的情况下，机房各关键业务的设备仍然能够正常运转。后勤保障部门预计 4 小时不能恢复电力的情况下启动后勤保障部门应急预案，必要时提供发电机等设施。

（5）单一终端软、硬件故障：信息管理员对问题及时分析处理，如果是操作失误，指导使用者正确使用计算机，如果为软硬件故障，及时修复或更换。

（6）备份系统故障：影响正常备份，更换故障设备；如为备份系统软件故障及时查明原因处理。

4. 各部门应急措施

（1）医务科

1）通知各病区和各医技科室采用手工书写病史，待系统恢复正常后补入。

2）各医技科室手工书写检查报告，待系统正常后补入。

3）配合做好病区出入院和其他病人的解释工作。

（2）门诊

1）接到启动应急方案的通知后，有关人员应立即赶到现场，做好对病人的疏导、解释和应诊工作。

2）负责张贴紧急通知和告知书，并在各相关部门的配合下维持秩序。

3）门诊各诊区医生启用手工处方及各种检验申请单（各诊室备有，定期检查）。

（3）住院部：入院手续窗口放置“电脑故障”指示牌，耐心做好窗口解释工作；电话联系床位；根据病人入院单填写入院登记簿（登记在案）；填写有关病人信息到病案首页；收取预交金，并开具手工临时收据（一式三联，第一联交病人，第二联作缴款凭证，第三联入账单）。

出院手续窗口放置“电脑故障”指示牌；留下病人的有效证件和联系地址，以备日后办理结账；平时经常检查在院病人余额，做好预交金管理和催款工作。

（4）护理部

1）所有医嘱项目采取先借后补方式（凭借条去相应的药房借药和做检查、治疗等），待系统恢复后补输入。

2）手工记账，一式二份，交住院部记账，再去相关药房取药、检查治疗等。

（5）药剂科

1）如果是当天缺货品种，及时以书面形式通知收费处。

2）如果当天有调价药品，及时以书面形式发放调价通知至收费处。

3）及时向收费部门提供药品目录及价目清单。如有调价药品，及时增补调价药品通知。

4）建立药品收费价目表，每月打印一次价目增量表；门、急诊：开辟专窗手工收方→发牌（注明取药窗口号和顺序号）→配方→根据窗口号放入相应的位置→发药人员审方、校对→根据病人姓名发药；手工阶段的处方留用，待系统回复后，作收费明细用。病房药房、静脉配置中心：凭记过账的手工处方配、发药，处方一式二份，待系统恢复正常后，由病区护士站进行补入，再确认发药；根据借条发药，待系统恢复正常后，由病区护士站进行补入，再确认发药。

（6）医技部门（检验科、放射科、功能科）

1）使用系统过程中发现异常现象，迅速与信息中心联系。

2）接到启动应急方案的通知后，做好窗口解释工作。

3）按正常程序采集、接收各类标本，特别是门、急诊病人的血常规、尿、粪等报告，手工登记各项影像的检查。

4）各工作站取出手工登记本，记录每个病人的基本信息，包括姓名、性别、年龄、门诊号或住院号、检查检验项目及相应结果；病人原始单上手工填入结果，发出报告。

5）信息系统恢复后，补输入手工登记的各项指标，住院病人补收费，维护系统的完整性。

(7) 手术室

1）接到启动应急方案的通知后，应立即将当日病人，在手术过程中发生的费用，采用手工记录方式登记，以防漏费。

2）手术通知单改为手工书写。

3）待系统恢复后，及时将登记的内容，录入电脑。

3．维护记录

常用维护记录包括工作（值班）记录、运行记录、维护记录、系统参数变更记录。各维护记录的范本如下；

工作（值班）记录

为保障计算机安全稳定运行，及早妥善处理安全隐患，及时解决故障申告和配合事宜，制定如下值班制度：

一、采用 7×24 小时值班制度，值班人员不得无故离岗、脱岗，如遇突发情况，必须提前调班并告知领导。

二、值班期间，不得进行上网聊天、玩游戏等与值班无关的活动，不得因私事占用值班电话。

三、值班人员认真做好中心机房环境巡检工作，包括机房卫生、电源、消防、温湿度等现场巡检。

四、值班人员认真做好各类网络设备、系统网站、机房环境等监控工作。

五、值班人员应及时响应政府部门的故障申告和其他事项，做好预处理工作，并及时做好内部协调工作，同时做好情况记录，填写机房日巡检记录表。遇到重大情况，需做好反馈或报告领导。

值班巡检记录表

日期：　　年　月　日　　　　　　　　巡检人：

巡检记录			
序号	条目	内容（正常方框内打勾）	备注
1	机房环境	卫生面貌 □ 异响 □ 异味 □ 异常痕迹 □ 照明可靠 □ 窗户密闭 □	
2	空调运行情况	空调可正常运行 □ 机房温湿度正常 □	
3	配电系统情况	电压范围正常 □ 配电柜状态正常 □ 防雷、接地设施完好可靠 □	

（续表）

4	消防系统情况	消防设备齐全完好 □ 应急照明设施完好 □	
5	网络运行情况	光纤、防火墙、交换机连接正常 □ 网络通讯正常 □ 数据指示灯正常 □ 交换机端口及网线连接状况正常 □ 设备标示、标签是否清晰牢固 □	
存在问题			
解决情况			

运行记录

1. 各类软件系统的维护、增删、配置的更改，各类硬件设备的添加、更换必需经主管领导审批后进行；同时必须按规定进行详细登记和记录，对各类软件、现场资料、档案整理存档。

2. 严格按规章制度要求做好各种数据、文件的备份工作，并严格实行异机存放、专人保管。所有重要文档定期整理装订，专人保管。

3. 机房主机（系统服务器）、网络服务器及其外围设备每周进行一次例行检查和维护，尤其是设备供电、运行状态是否正常等要时常检查和维护

4. 禁止在服务器上进行试验性质的软件调试，禁止在服务器随意安装软件。如需要对服务器进行配置，必须在主管领导的批准后才能对服务器进行配置。

5. 服务器发生故障必须请示主管领导后进行维护，不得私自重启或配置。

6. 值班人员填写机房设备、系统运行记录表

机房设备、系统运行记录表					
机房管理员：	检查月份： 年 月				
检查日期及时间： 日 点 分（第 周）					
机房环境					
温度（10～30℃）	□ 正常	□ 异常	噪声（30～120dB）	□ 正常	□ 异常
湿度（30～80%）	□ 正常	□ 异常	环境洁净程度	□ 正常	□ 异常
服务器 1					
电源正常工作，无损毁情况	□ 正常	□ 异常	风扇正常运转	□ 正常	□ 异常
磁盘读写正常，报警灯不闪亮	□ 正常	□ 异常	设备声音是否正常	□ 正常	□ 异常

（续表）

设备表面、风扇口、电源网格无灰尘、杂物，无污渍、锈蚀	□ 正常	□ 异常	内部系统运行正常	□ 正常	□ 异常
服务器 n					
电源正常工作，无损毁情况	□ 正常	□ 异常	风扇正常运转	□ 正常	□ 异常
磁盘读写正常，报警灯不闪亮	□ 正常	□ 异常	设备声音是否正常	□ 正常	□ 异常
设备表面、风扇口、电源网格无灰尘、杂物，无污渍、锈蚀	□ 正常	□ 异常	内部系统运行正常	□ 正常	□ 异常
网关					
电源正常工作，无损毁情况	□ 正常	□ 异常	风扇正常运转	□ 正常	□ 异常
引擎、各模块、端口指示灯正常	□ 正常	□ 异常	引擎、各模块、端口指示灯正常	□ 正常	□ 异常
网络插头无松动，网络线无交叉、无排列不整齐等凌乱现象	□ 正常	□ 异常	设备及线缆标示无污损、字迹清晰	□ 正常	□ 异常
交换机 1					
电源正常工作，无损毁情况	□ 正常	□ 异常	风扇正常运转	□ 正常	□ 异常
引擎、各模块、端口指示灯正常	□ 正常	□ 异常	引擎、各模块、端口指示灯正常	□ 正常	□ 异常
网络插头无松动，网络线无交叉、无排列不整齐等凌乱现象	□ 正常	□ 异常	设备及线缆标示无污损、字迹清晰	□ 正常	□ 异常
光纤收发器					
电源正常工作，无损毁情况	□ 正常	□ 异常	电源指示灯、端口指示灯、收发指示灯正常	□ 正常	□ 异常
设备表面无灰尘、无污渍、锈蚀	□ 正常	□ 异常	网络插头无松动，设备及线缆标示无污损、字迹清晰	□ 正常	□ 异常
防火墙					
电源正常工作，无损毁情况	□ 正常	□ 异常	风扇正常运转	□ 正常	□ 异常

（续表）

引擎、各模块、端口指示灯正常	□ 正常	□ 异常	设备表面、风扇口、电源网格无灰尘、杂物，无污渍、锈蚀	□ 正常	□ 异常
网络插头无松动	□ 正常	□ 异常	设备及线缆标示无污损、字迹清晰	□ 正常	□ 异常
UPS 配装置					
蓄电池电压、电流正常	□ 正常	□ 异常	三相负载平衡	□ 正常	□ 异常
指示灯正常	□ 正常	□ 异常	各电缆接头接触良好，无过热，无闪络现象	□ 正常	□ 异常
空调设备					
液晶面板显示清楚	□ 正常	□ 异常	制冷良好，满足运行要求	□ 正常	□ 异常
空气网络无灰尘、杂物	□ 正常	□ 异常	空调排水系统正常，无渗漏	□ 正常	□ 异常
其他异常情况描述					

维护记录

日常维护只能由管理员进行。如更换损坏硬件、处理故障硬件、清洁使用中的硬件。日常维护必须填写硬件维护表，其内容有：维护日期、设备编号、处理事项。

维护日期	设备编号	处理事项

硬件特殊维护可以由管理员、专家或硬件制造商来进行。专家和硬件制造商进行硬件维护时应由管理员全程陪同，并填写外来人员进入机房实施细节表，其内容有：维护日期、设备编号、处理事项、实施细节、维护时间、维护人员所属机构、维护人员签名、管理员签名。

维护日期	设备编号	处理事项	实施细节	维护时间	维护人员所属机构	维护人员签名	机房管理员签名

系统参数变更记录

为规范信息系统的配置、变更和发布的流程，使系统配置和变更等工作能顺利实施，保证硬件设备和软件系统的正常运行。

1. 对于新上线的信息系统，按照制定的计划方案进行实施。

2. 对于在用的信息系统，需细化实施方案，必要时制定风险应对计划，通知本次变更所涉及的科室和人员作好相应的准备工作，再按照实施方案进行具体的变更实施。

3. 对于新安装的计算机终端，在投入使用前应检查和配置，再进行分发使用。

4. 信息系统配置或变更实施完毕，持续正常运行后，需进行相关配置的记录，填写信息系统配置记录表。

信息系统变更申请表			
变更对象			
变更操作			
变更原因及内容描述			
涉及信息系统			
涉及部门			
计划变更日期		变更实施人员	
信息中心负责人审批	签名：	日期：	年　月　日
主管院长审批	签名：	日期：	年　月　日

二、维护监管

维护监管包括日常维护的监管、管理制度执行情况的监管、故障处理的监管。日常维护的监管、管理制度执行情况的监管可通过对维护记录的审计来进行，包括使用计算机审计及计算机预警报警来实现，通过周例会、月例会落实各环节的监管。

故障处理的监管需要信息管理员与公司合作，建立高效的日常故障的处理机制，包括故障的提出方式方法、故障级别及紧急程度的划分、故障处理流程，包括什么情况下远程处理、什么情况下需要技术人员现场处理。可按事件、设备、原因及问题来划分故障。常见的事件包括攻击类事件、故障类事件、灾害类事件；常见设备故障有服务器故障、数据库故障、通信网络故障；常见的故障原因有停电、漏水、设备被盗、损害、雷击等;常见的软件问题有操作问题、数据问题、系统设置问题（环境问题）、接口问题。

应建立故障处理的全程环节监控，监控从“提出”到“解决”每个环节的处理信息，包括受理人、处理人、解决程度、处理时间等。

三、维护评估与持续推进

建立维护评估制度，以持续推进和提升维护质量。维护评估制度包括各基层医疗卫生机构内部各科室定期对维护的评价评分、各基层医疗卫生机构定期对维护的评价评分、区县卫生局内各股室定期对维护的评价评分、各区县卫生局对维护的评价评分。各级的评价评估应作为维护工作绩效的考核指标，并直接与维护费用关联。

四、升级管理

随着应用的深入、政策的调整，基层医疗卫生信息系统需要进行功能的扩展和性能的提升，需要定期或不定期升级。升级过程包括撰写“软件升级需求说明书”、甲方确认“软件升级需求说明书”后公司负责软件的修改和编制，软件的修改和编制完成后进行软件验收，软件验收的同时交付升级软件的技术文档的纸质文件和电子文档，包括可行性分析（研究）报告、软件（或项目）开发计划、软件需求规格说明、接口需求规格说明、系统／子系统设计（结构设计）说明、软件（结构）设计说明，接口设计说明、数据库（顶层）设计说明书、（软件）用户手册、操作手册。验收通过后选择升级软件的试用单位、试用稳定后再根据实际情况有序发布和更换软件，软件更换前公司一定要与信息管理员充分沟通，详细通报新版软件的重要改动点和应用注意事项，共同确认新旧软件的切换日期时间、数据交换方式等升级重要事项。

五、常见问题及处理

1. 流程不合理：流程不合理包括业务流程不合理和软件设计的流程不合理，包括人员岗位变动后的流程不合理、政策变动后的流程不合理、软件升级后的不合理等。对于流程不合理的情况需要认真分析，并征求业务主管部门的意见再予调整，其基本原则是不违反业务规范的前提下调整业务流程（如基层医疗卫生机构的门诊的管理模式繁多，一般稍作调整即能与软件功能吻合），不变动主流程序的前提下调整软件流程（如允许门诊处方与收据关联或不与收据关联、允许住院部在未完成“发药”确认时可调用“打印输液卡”的功能）。

2. 问题表达不准确：基层医疗卫生信息系统使用初期，使用人员往往难以准确地表达存在的问题，甚至出现张冠李戴的情况，这要求维护人员和信息管理员耐心询问清楚，并通过交互平台（如 QQ 群）将表达不准确的描述和表达准确的描述进行对比，引导和指导使用者准确表达存在的问题，这既有利于拉近双方距离，又能提高维护质量和效率。

如：一位公共卫生服务人员提出“体检日期不一致”的问题，没有具体说明什么情况下出现不一致、什么地方不一致，在信息管理员的指导下，将“体检日期不一致”的问题描述为：修改体检日期点击保存后，在“历次体检记录”栏的日期不能同步自动更新，而且“已办理服务”栏中显示的办理时间也不能同步自动更新。

并附上两截图如下：

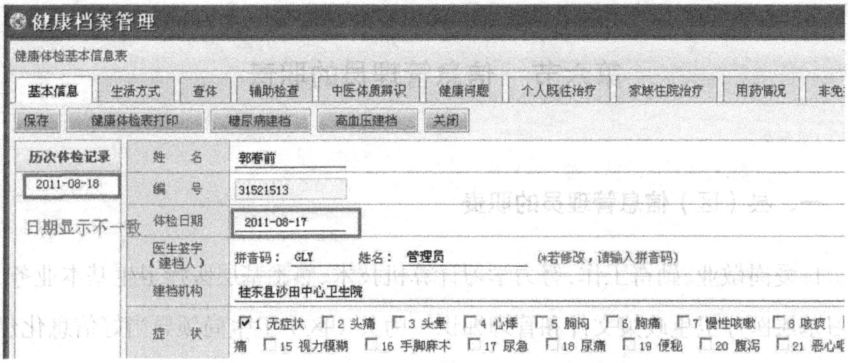

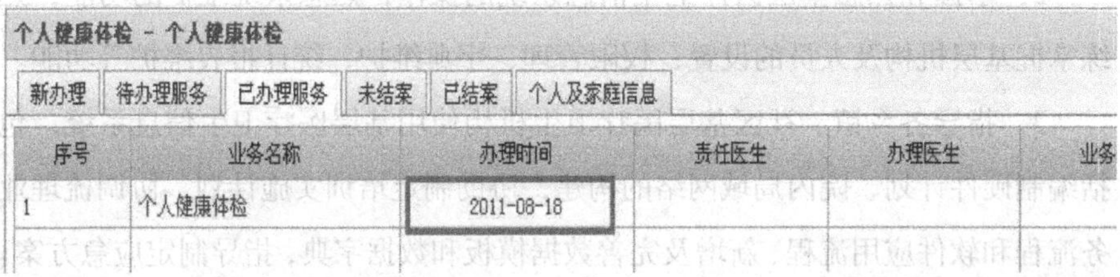

这样，问题的描述就非常准确了。

3. 数据不一致：数据不一致的情况比较常见，凡遇到数据不一致的情况，需要认真查找原因，直至查到明细和原始数据。出现数据不一致的情况大多与统计条件的设置有关，如“××乡××月的健康档案建档份数”这一指标就涉及到多个统计条件的设置，“××乡”的定义可以是××乡卫生院的建档份数，也可以是户口在××乡的居民的建档份数，还可以是常住在××乡的居民的建档份数；“××月”的定义可以是××月的纸质档案的建档份数，也可以是××月录入的纸质档案的份数。这些需要事前对“健康档案建档份数”进行准确的定义，否则数据不一致的情况会永远得不到解决。

4. 偶发问题的处理：偶发问题大多是难重复、难保留现场（保留界面）的问题，遇到偶发问题时需要回忆并记录问题发生的过程，包括前期作了哪些操作，出现了什么问题，造成怎样的后果等，将这些情况一并提供给信息管理员，信息管理员需要将某一地出现的偶发问题告知相同岗位的其他使用人员，共同关注此类问题，尽早发现问题解决问题。忽视偶发问题有可能引发大的故障。

第六节　信息管理员的职责

一、县（区）信息管理员的职责

1. 爱岗敬业、勤奋工作，努力学习计算机技术、熟悉基层医疗卫生基本业务、学习基层医疗卫生政策文件和管理知识。为县（区）卫生局领导当好信息化建设的参谋，根据实际需要提出切实可行的信息化建设规划、计划和实施方案。

2. 掌握和熟悉基层医疗卫生信息系统的操作，熟悉系统维护的功能，熟练掌握基层机构及人员的设置、权限管理、字典维护、统计报表维护等功能。

3. 指导各乡镇、社区基层医疗卫生机构使用基层医疗卫生信息系统，包括编制硬件计划、院内局域网络的构建，协助制定培训实施计划、协调梳理业务流程和软件应用流程、新增及完善数据模板和数据字典，指导制定应急方案。

4. 指导县（区）卫生局机关各业务股室应用好基层医疗卫生信息系统，包括指导办公室、公共卫生、医政、药政、疾控和集中核算中心等部门从基层医疗卫生信息系统中获取管理数据，通过系统对基层业务活动进行监管，逐步建立起基于信息技术的新的管理模式。

5. 做好沟通协调工作，包括与基层医疗卫生机构的沟通协调，与局机关各业务股室的沟通协调，与计算机硬件厂家和软件公司的沟通协调，与网络服务提供商的沟通协调，与医药公司、公安消防、交通供电以及政府其他部门的沟通协调工作。争取各有关单位部门对基层卫生信息化建设的理解和支持。

6. 收集甄别信息系统运行中的各类问题，指导用户解决或变通处理影响系统正常运行的问题，并及时与有关公司联系沟通处理。学会运用信息技术语言描述业务问题、搭建起用户与计算机技术人员间畅通的对话渠道，而不只是进行简单的收发和传递。

7. 升级管理与控制。与计算机软硬件服务商充分沟通，对软硬件的升级或更新进行安全评估，了解升级的内容及潜在影响，通知有可能受影响的单位或部门进行防范。并指导服务商在安全的时间段内进行升级或更新，如门诊收费系统的升级时间宜选择在就诊人员比较少的中午时段而不宜在晚上，因晚上升级后无法进行应用测试，一旦第二天上班时出现问题将给上午的业务工作造成严重影响。

8. 数据备份。做好本县（区）范围内机构、人员、药品材料等数据字典的备份，做好采集录入的数据和有关加工处理后的汇总统计数据的备份。应能查询统计备份数据的情况，确保区域范围内的数据安全。

9. 做好档案资料的管理，包括会议文件资料、培训资料、操作手册、维护手册、软件文档、硬件设备的文档及存储介质，特别注意保管好客户服务记录等资料。

二、乡镇卫生院/社区卫生服务中心信息管理员的职责

1. 爱岗敬业、勤奋工作，努力学习计算机技术、熟悉基层医疗卫生基本业务、学习基层医疗卫生政策文件和管理知识。为乡镇卫生院或社区卫生服务中心的领导当好信息化建设的参谋，根据实际需要提出切实可行的信息化建设规划、计划和实施方案。

2. 熟练掌握基层医疗卫生信息系统各业务模块的功能，熟悉系统维护的功能。

3. 指导本单位各岗位人员和下属卫生室、社区卫生服务站的人员操作使用基层医疗卫生信息系统，完善确认有关“套餐”和目录。协调梳理业务流程和软件应用流程，指导使用应急方案。

4. 做好对辖区范围内计算机设备的维护，包括操作系统的安装、软件安装，以及计算机、打印机的维护等工作。

5. 做好沟通协调工作，包括与各科室使用人员的沟通协调，与下属卫生室、社区卫生服务站的沟通协调，与网络服务提供商的沟通协调。

6. 收集甄别信息系统运行中的各类问题，指导用户解决或变通处理影响系统正常运行的问题，并及时与上级部门的信息管理员联系。

7. 升级管理与控制。与计算机软硬件服务商充分沟通，对软硬件的升级或更新进行安全评估，了解升级的内容及潜在影响，通知有可能受影响的单位或部门进行防范。

8. 做好档案资料的管理，包括会议文件资料、培训资料、操作手册、维护手册、软件文档、硬件设备的文档及存储介质，特别注意保管好客户服务记录等资料。

附 录

一、信息技术规范与标准

计算机软件文档编制规范 GB/T 8567-2006

信息技术 软件工程术语 GB/T 11457-2006

软件工程　产品质量 第 1 部分：质量模型 GB/T 16260.1-2006

软件工程　产品质量 第 2 部分：外部度量 GB/T 16260.2-2006

软件工程　产品质量 第 3 部分：内部度量 GB/T 16260.3-2006

软件工程　产品质量 第 4 部分：使用质量的度量 GB/T 16260.4-2006

软件工程　软件生成周期过程　用于项目管理的指南 GB/Z 20156-2006

信息技术　软件维护 GB/T 20157-2006

信息技术　软件生成周期过程　配置管理 GB/T 20158-2006

二、卫生行业规范与标准

全国组织机构代码编制规则 GB/T11714-1997

中华人民共和国行政区划代码 GB/T2260-2007

县以下行政区划代码编制规则 GB/T10114-2003

卫生机构（组织）分类与代码 WS218-2002

人的性别代码 GB/T2261.1-2003

婚姻状况代码 GB/T2261.2-2003

从业状况（个人身份）代码 GB/T2261.4-2003

中国各民族名称的罗马字母拼写法和代码 GB/T3304-1991

学历代码 / 文化程度代码 GB4658-2006

学位代码 GB/T6864-2003

专业技术职务代码 GB/T8561-2001

中医病症分类与代码 GB/T15657-1995

住院病案首页数据集 国家卫生和计划生育统计调查制度 2013

中医住院病案首页数据集 国家卫生和计划生育统计调查制度 2013

医疗卫生机构业务科室分类与代码 国家卫生和计划生育统计调查制度2013

基层医疗卫生信息系统标准符合性测试及应用成熟度测试规范（待定）

基层医疗卫生信息系统技术规范（待定）

三、基层医疗卫生工作规范性文件

《关于加快推进人口健康信息化建设的指导意见》国卫规划发［2013］32号

《卫生部国家中医药管理局关于加强卫生信息化建设的指导意见》卫办发［2012］38号

《中医医院信息化建设基本规范和中医医院信息系统基本功能规范》中医药办发［2011］46号

《2010年中西部地区村卫生室信息化建设项目管理方案的通知》卫办综函［2010］1043号

《卫生部办公厅关于印发2010年中西部地区村卫生室信息化建设项目技术方案的通知》卫办综函［2011］103号

《关于促进基本公共卫生服务逐步均等化的意见》卫妇社发［2009］70号

《卫生部办公厅关于开展建立农村居民健康档案试点工作的通知》卫办农卫发［2009］155号

《卫生部关于规范城乡居民健康档案管理的指导意见》卫妇社发［2009］113号

《国家基本公共卫生服务规范（2011年版）》

《财政部卫生部关于印发〈基层医疗卫生机构财务制度〉的通知（2010）》

《卫生部关于印发〈居民健康卡技术规范〉的通知》卫办发［2011］60号

《关于建立国家基本药物制度的实施意见的通知》卫药政发［2009］78号

《抗菌药物临床应用管理办法》中华人民共和国卫生部令第84号（2012）

《国家基本药物目录》（2012年版）（卫生部令第93号）-20130313

《人口健康信息管理办法（试行）》国卫规划发［2014］24号

《关于做好2014年抗菌药物临床应用管理工作的通知》国卫办医函［2014］300号

《村卫生室管理办法（试行）》国卫基层发［2014］33 号

《关于做好 2014 年国家基本公共卫生服务项目工作的通知》国卫基层函［2014］321 号

《卫生部关于印发病历书写基本规范的通知》卫医政发［2010］11 号

《电子病历系统功能应用水平分级评价方法及标准（试行）》卫办医政发［2011］137 号

《卫生部关于印发电子病历基本规范（试行）》的通知》卫医政发［2010］24 号

《卫生部关于印发电子病历系统功能规范（试行）的通知》卫医政发［2010］114 号

《处方管理办法》卫生部令第 53 号（2007 年）

《卫生部关于在医疗机构推行表格式护理文书的通知》卫办医政发［2010］125 号

《全国卫生资源与医疗服务调查制度》卫办综发［2012］83 号

《抗菌药物临床应用指导原则》卫医发［2004］285 号

《抗菌药物临床应用管理办法》卫生部令第 84 号（2012 年）

《国家基本药物目录》（2012 年版）卫生部令第 93 号（2013 年）

《关于实施国家药品编码管理的通知》国食药监办［2009］315 号

《卫生部关于印发处方常用药品通用名目录的通知》卫医发［2007］101 号

《卫生部办公厅关于印发疾病分类与代码(修订版)的通知》卫办综发［2011］166 号

四、其他规范与标准

《国家统计用区划代码和城乡划分代码》国家统计局令第 14 号 2010

《信息安全等级保护管理办法》公通字［2007］43 号

《信息系统安全等级保护基本要求》GBT22239—2008

《卫生部关于印发卫生行业信息安全等级保护工作的指导意见的通知》卫办发［2011］85 号

《卫生部办公厅关于全面开展卫生行业信息安全等级保护工作的通知》卫办综函［2011］1126 号

